以人为本的
医疗服务

阎红慧 著

探索医患关系中的医学伦理、社会责任与数字技术应用

清华大学出版社

北京

图书在版编目（CIP）数据

以人为本的医疗服务：探索医患关系中的医学伦理、社会责任与数字技术应用 / 阎红慧著.

北京：清华大学出版社，2024.11. –– ISBN 978–7–302–67656–0

Ⅰ. R197.323.4

中国国家版本馆CIP数据核字第20240BV015号

责任编辑：辛瑞瑞　孙　宇
封面设计：钟　达
责任校对：李建庄
责任印制：刘海龙

出版发行：清华大学出版社
　　　　网　　　址：https://www.tup.com.cn，https://www.wqxuetang.com
　　　　地　　　址：北京清华大学学研大厦 A 座　　　　邮　　编：100084
　　　　社 总 机：010-83470000　　　　　　　　　　　邮　　购：010-62786544
　　　　投稿与读者服务：010-62776969，c-service@tup.tsinghua.edu.cn
　　　　质量反馈：010-62772015，zhiliang@tup.tsinghua.edu.cn
印 装 者：三河市铭诚印务有限公司
经　　销：全国新华书店
开　　本：185mm×260mm　　　　印　张：10.5　　　　字　数：194 千字
版　　次：2024 年 11 月第 1 版　　　　　　　　　　印　次：2024 年 11 月第 1 次印刷
定　　价：128.00 元

产品编号：108513-01

总　序

作为 PSL·巴黎第九大学校长，我很荣幸能受邀为高级工商管理博士（Executive DBA）中国项目"基于中国实践的管理理论"系列学术专著撰写这篇序言，并诚挚感谢清华大学出版社帮助我们迈出这关键性的一步，即实现从"学习知识"向"传播知识"的跨越。

正如《管理百年》开篇所述："回顾管理思想和理论发展史，组织尤其是经济组织的演变与管理思想和理论的发展存在着互相促进的关系，而管理研究的进展又为新型组织的巩固提供了支持和保证，这种如影随形的互动关系是管理思想和理论演进的根本动力。"

时光荏苒，岁月如白驹过隙，在中国改革开放 40 多年和中法建交 60 周年之际，Executive DBA 中国项目以研究为导向，跨越了第一个十年，以发展"管理的中国思想"与成就"企业思想家"为己任，建立起严谨求真的学术体系和质量框架，汇聚了 30 余位来自中法两国顶尖学术机构、拥有深厚学术造诣且博学谦逊的学者，组成一流师资队伍，以严格审慎的标准选拔了近 200 位杰出企业家学者从事管理实践研究，并已累计撰写出 60 余篇优秀的博士毕业论文，论文主题涉及管理创新、商业模式、领导力、组织变革、战略管理、动态能力跨文化管理、金融创新、风险管理、绩效管理、可持续发展等多个领域，现已逐步建立起项目博士文库。这些原创知识成果来源于实践，能直接或间接用于解决商业组织和社会中的重要问题，对中国、法国乃至全世界都是弥足珍贵的，此次将这些知识进行公开出版，必将推动知识的传播与分享，为企业家和管理者处理管理实践问题提供新的有益借鉴。

毫无疑问，Executive DBA 中国项目的成功既是管理实践与理论螺旋式相互促进的成功案例，也是中法两国教育合作的典范，这不仅得益于企业家学者们严谨求实的研究态度，还得益于中法两国项目管理者对于细节的极致追求和对项目使命的坚守。正是双方有着这样相得益彰的信任与合作，才使得这一博士项目坚强地挺过三年新冠疫情时期而继续扬帆远航。如果没有对学术一丝不苟、孜孜不倦的科研团队，没有对研究全神贯注、废寝忘食的学生和项目运营团队群策群力的支持，这样硕果累累的国际合作将无法实现。我们所携手开展的不仅是一个简单的国际合作项目，更是一个国际项目合作中如何驾驭和克服不确定性与处理突发情况的典范！

成功还得益于 Executive DBA 项目尊重与强调的独特价值观。首先，我们特别强调反思性管理中实践与研究的联系，这将促使兼具管理者身份的同学们逐渐成长为服务于其组织的"企业家学者"，学会像学者一样思考问题、像科学家一样探究事物的本质。其次，中欧纷繁多元的思维与文化通过本项目产生强烈的碰撞与融合，给予同学们在更宽广的平台上将多种价值观去粗取精和有机融合的机会。在此基础上，同学们得以在全球范围内探索并理解管理和经营上的前沿议题与最新挑战，并开展深入的研究。基于我们的深厚沉淀以及对未来管理研究发展趋势的把握，PSL 巴黎九大教授们联合清华大学、国家会计学院，致力于通过 ExecutiveDBA 项目帮助同学们建立起全球和本土视野间的理想平衡。同时，我们更期待能够共同建立起一种反思性对话，探索并建立起连接理论和实践经验的新途径。

最后，在清华大学出版社的大力支持以及中法学术委员会的领导下，我们推出了"基于中国实践的管理理论"学术专著丛书，为本项目同学们提供了绝佳的出版机会。我相信任何对金融、战略、经济、电子商务、供应链、生产、人工智能、人力资源、研发等领域感兴趣的读者、研究员和专家都将受益于这套系列丛书，并从中汲取和深化管理方面的实践知识和概念知识。这美好的成就离不开支持我们的所有人。

在此我祝愿 ExecutiveDBA 项目系列丛书的出版与发行取得圆满成功，我也坚信未来会有更多优秀的研究使它变得更加完善与充实！

艾尔·穆胡·穆胡德

（El Mouhoub Mouhoud）

PSL·巴黎第九大学校长

推荐序

　　妥善处理医患矛盾，有效化解医患冲突，构建和谐的医患关系需要医院和医生、患者（和家属）、政府和社会各个方面共同努力，同时需要通过不断健全法治建设，强化医学理论创新和道德实践。但是，没有理论的实践是盲目的。只有真正从现实问题出发，追寻医患矛盾引起的根本原因，才能构建起社会管理实践的有效理论体系。医患关系涉及很多理论问题，包括社会学、心理学、医学伦理学、组织行为学、信息不对称理论、医患关系管理、企业社会责任理论等各个方面。

　　《以人为本的医疗服务——探索医患关系中的医学伦理、社会责任与数字技术应用》一书是阎红慧博士在其博士论文的基础上，通过进一步研究、修改、充实、完善的，这是一本集中探讨和深度研究医患关系的学术专著。本书着眼于解决医患关系中存在的问题，探讨了中国民营医疗机构医患关系的重要影响因素，并进行了系统而深刻的研究，为该领域的学术研究和实践提供了宝贵而独到的见解。

　　作者通过对信息不对称、企业社会责任、客户关系管理等理论的抽象，建立了一个全面而有深度的理论分析框架，横跨组织行为学、医疗伦理学、医患关系冲突、安德森医疗资源理论等多个领域，丰富了整体的理论体系，为医患关系研究提供了坚实的理论支持。在扎根理论研究的基础上，作者提出了新时代医患关系的模型，以信息不对称为核心，深入解释了患者期望差距如何影响医患关系。模型不仅为理论研究提供了创新的思路，也为实践中改善医患关系提供了具体的策略，强调了信息不对称在医患关系中的核心地位。

　　阎红慧博士是一位勤于思考的医院领导，最近几年又在 PSL·巴黎九大的EDBA 项目做博士研究，系统地学习了相关理论，阅读了大量的学术文献，她对于发生在我们身边的医患矛盾事件有切身的感受，有志于就这个问题从理论上做出自己的符合科学逻辑的理论解读。作为导师，我亲眼见证了她在文献研究和实证研究方面的辛勤工作。基于高尚的情操和使命感，阎红慧博士的研究成果更具有社会管理的价值。她把医疗管理中必须要严格遵守的社会伦理标准作为管理的价值尺度，这样的坚守决定了本书价值的另一特殊性，即其在社会管理领域同样具有重要意义。

当然，社会在进步，事物在变化，一部学术著作并不能穷尽本领域所有的研究发现。但是，截至目前，就该领域的研究成果而言，本书是一部深刻、全面、高质量的专著，对当前医患关系问题的研究起到了积极的推动作用。相信本书将为相关领域的学术研究和实践提供有益的借鉴和参考。

最后，希望阎红慧博士未来的管理中进一步关注医患关系，也祝愿其为医患关系领域的深入研究和实际问题的解决贡献更多的智慧和力量。

是为序。

中国社会科学院研究员

中国社会科学院研究生院教授、博士生导师

PSL·巴黎第九大学特聘教授、EDBA 项目导师

2024 年 11 月 5 日

前　言

　　世界卫生组织（WHO）2007 年发布的关于人本医疗的政策框架中提出，健康受到身体、社会、经济、文化和环境因素的复杂相互作用影响，必须在更广泛的背景下看待健康，所有利益相关方都需参与其中，需要重新确立卫生保健的核心价值，即以所有人的健康和福祉作为核心目标，而这一目标需要所有利益相关者的协同和行动。党的十八大以来，以习近平同志为核心的党中央坚持把人民健康放在优先发展的战略地位，确立了新时代卫生与健康工作方针，不断深化医药卫生体制改革，走出了一条中国特色卫生健康事业改革发展之路。截至 2022 年，中国人均预期寿命提高到 78.2 岁，基本医疗保险参保人数超过 13.6 亿人，居民个人卫生支出占卫生总费用比例降至 27.7%，90% 的家庭 15 min 内能够到达最近的医疗点，中国的医疗事业取得举世瞩目的成就[①]。

　　人本医疗是以人为本的医疗，人本医疗的基础是医疗伦理学，是对患者的尊重、自主、有利、不伤害原则上的服务，是对患者隐私保护、知情告知和征得同意等诸多原则到行为的服务集合，医疗伦理学的一系列组织和实施都离不开组织伦理和职业伦理，离不开相关利益方的保护和均衡，尤其对员工的保护和培育发展，离不开企业社会责任。

　　自人类社会发展以来，从巫医开始，如果除去一切的辅助环境、设备、相关协同医护，医疗服务就只有医与患两方，医疗服务的本质是服务于患者，但是人本医疗的"本"，如果没有医护工作者为服务主体，就无法实现以患者为中心的人本服务。为了持续推动中国医疗卫生健康事业的发展和世界卫生组织提出的人本医疗政策，笔者拟以医疗伦理学和企业社会责任的视角对中国民营医疗的医患关系进行研究。

---

　　① 　加快推进应急管理体系和能力现代化——"中国这十年"系列主题新闻发布会聚焦新时代应急管理领域改革发展情况 _ 滚动新闻 _ 中国政府网 (www.gov.cn)。

医患关系的发展对医护工作者的医护服务的提升、民营医疗的发展及健康中国的推动都有重要意义。医患关系研究的复杂性在于医患关系的影响是多因素的，有国家政策原因、患者的期望过高，以及具体开展医疗服务过程中医生的医术、患者需要支付的费用、医护服务群体的服务态度等。中国提出了 2030 年"健康中国"的宏伟目标，"让 14 亿居民人人都享有健康"是国家的核心目标，人民健康需要个人、医护工作者、医疗机构和国家共同努力，医患关系是医疗服务另外一种形式的体现，和谐的医患关系对于建设健康中国的意义重大。医患关系融洽将对民营医疗的整体发展有重要意义，且对于医护工作者而言，理解患者的期望、医患关系融洽、在一个安全放心的执业环境中工作，才能为患者提供更好的服务。同时，医护工作者与患者在直接接触互动中找出相互作用机制的关键要素也可作为服务中的行为参考。

本书首先通过将国内外学者在信息不对称、企业社会责任、客户关系管理理论进行了抽象呈现，同时对医患关系、患者需求和患者期望等方面的研究成果进行了梳理。笔者在文献阅读的基础上，进一步进行了 3 轮问卷调研、产生了 267 份问卷，访谈、观察了 3 家民营医疗企业 4 个城市的 93 名医护工作者，访谈了 4 轮，观察了 100 次以上，反复查阅目标企业跨越 200 个城市的总资料 876 份，通过开放式编码过程，提炼出与主题"医患关系关键影响因素"密切相关的共 677 个标签、40 个概念、16 个副范畴、4 个主范畴，通过反复对数据进行比较、参与者反馈、理论抽样后形成理论模型。针对理论模型进行细致的解释与讨论，探索医患关系中患者、机构、医护人员在信息流动中的医患关系状态；通过案例实证研究探索企业在改善医患关系中发挥的作用。

本书通过扎根理论研究方法，以中国 3 家民营医疗企业为背景，进行研究后得出以下结论。

结论 1：信息不对称是影响医患关系的核心，医患关系是影响医患矛盾的因素。研究发现，患方、医方、机构三方的信息不对称表现在患方期望首先在情感上得到安慰；其次治疗效果有效无伤害、支出透明经济、体验感愉悦；再次医生的追求是医术第一，治病救人是首要的；最后机构要确保安全、合规、创新发展，守得住风险不受上级部门处罚、不断扩建院区和发展创新技术。机构与医护人员为了持续提升医疗服务质量、确保患者不受伤害，需要按照制度和流程诊疗，诊疗中各种文书记录需留痕，需消耗大量与患者交流的时间。患者在就医中受到个体自身文化、经济收入、个人资源及其他外源的影响，期望过高的患者和就医中焦虑程度较高的患者是医患冲突的高发群体。信息不对称导致患者焦虑与认知失衡，进一步影响负面情绪的累积和爆发。同时，医护人员在信息传递中存在传递阻滞和干扰。防御性保护是医护工作者们较为隐藏的一种自我保护意识，由于存在可能的监管和惩罚、患者的不理解和投诉，还有各种医患冲突的报道，医生们不敢轻易冒险而选择合规之内的不冒险。信息传递的耐心态度有助于降低和改善医患关系。医护工作者内心的情感外化而产生对外的反应时，既感染到自己和同伴，又传导给患者，患者由此而做出反应，形成医患之间的互动，良好的互动累积形成融洽的医患关系。信息在医患之间流动，信息是无情感的，但是人是有情感的，信息需要用情感去传递。耐心地传递情感让医患关系成了有温度的关系。

结论 2：企业以组织伦理、社会责任为基础，提高客户关系服务能力可有效改善医患关系。医疗企业遵循实践医疗伦理学，形成组织伦理氛围，引导医护实践职业伦理学是改善医患关系的核心。当今医疗实践中，医疗伦理学的四大基本原则是尊重自主、不伤害、有利性（从善）和公正性，是医务人员必须遵循的基本道德规范。第一原则是尊重自主原则，同时包括知情同意权和隐私权；第二原则是不伤害原则；第三原则是有利性原则，要求医务人员为患者和家属的利益而进行医疗行为的道德义务；第四原则是公正性原则，要求医疗过程中患者享有一视同仁的医疗待遇、医药卫生资源的公平分配及公正合理地处理医疗纠纷。除了这些主要原则外，还有数据安全和隐私保护。这些原则都是医疗伦理学中非常重要的基本原则，旨在保护患者权益，提高医疗质量，促进医疗卫生事业的可持续发展，也是医疗服务和医患关系的基石。同时企业要积极承担企业社会责任，守住环保、辐射、传染的底线，保护员工和患者利益，降低信息不对称，信息共享并调动患者参与，多方价值共创回报股东利益。在研究中也发现，背景企业实施的患者关系管理，搭建数字化的患者管理平台，数字化标签及电子档案可以快速分析患者需求及提供个性化的服务，提升患者就医过程体验和诊后数字化的即时评价，打造物联网的数字化慢性病管理，与患者共享信息共同参与，紧密连接机构、医生、患者的关系，创新的医患合作模式是医患关系发展的未来。

目　录

第一章

绪　论

第一节　研究背景

一、研究理论背景

改革开放以来，中国第一、第二、第三产业都进行了渐进性的市场化改革[①]。中国的公共卫生事业在改革开放以前实行的是计划经济管理体制，公有制医院在中国的医疗体制中处于绝对垄断地位。各地卫生行政部门不仅承担着管理医院的职责，还承担着开立医院的职责。同时，由于这一时期国民经济急需发展以满足人民美好生活的需要，国家财政需要支撑全国数万个公立医疗机构，存在较大的压力，在这种情况下，从计划经济到市场经济的医疗改革势在必行。20世纪80年代到21世纪初，是医疗改革的初级阶段，原卫生部在1992年发布《关于深化卫生改革的几点意见》（简称《意见》）[②]，指出医院缺乏国家资金支持，可以通过"积极兴办医疗卫生延伸服务的副业或其他产业，以工助医、以副补助"等不同的创收方式弥补收入不足的困境，自此中国发展起来一批民营医疗服务企业。

二、中西医学在中国的发展及服务现状

从16世纪开始，西医通过西方传教士的"义务传教"逐渐传入中国，并且在

---

① 国家发展和改革委员会（ndrc.gov.cn）：《专家观点："十四五"时期我国产业结构变动特征及趋势展望》。

② 改革大数据服务平台（reformdata.org）：《中国医疗改革大事记（1978—2011年）》。

清代和民国时期逐步得到了中国政治层面和上层社会的认可与支持[①]。早期传教士将西方医学带到中国，最初的目的在于辅助传教活动，赢得中国民众的好感。随着时间的推移，西医的治疗效果逐渐获得部分精英阶层的认可。到 20 世纪初期，西医在中国医疗卫生体系中的作用愈发明显，中国患者的就医模式也发生了重大转变。从原来以家庭为就诊地点、以中医为主要医生群体的传统模式，逐渐转向以医院为主要就诊场所，西医医生成为患者接受治疗的对象。此时，中国患者及其家属逐步接受了西医医生在治疗疾病中的决定权和专业权威，西医的地位和影响力在一定程度上得到了认可。随着医疗现代化的推进，中国患者对西医的信任不断增强。目前，中国医疗体系中的总就诊人次中，西医已经超过中医。尤其是在 2000 家以上的三级医院中，这些医院的诊疗手段和方法以西医的循证医学为主，依赖实验数据和临床验证的科学方法，追求精确性和标准化。近年来，国家出台了多项鼓励中西医并重的政策文件，积极推动中医药的发展，通过优化中医馆的审批流程，实行备案制，简化了中医从业人员的准入机制，这为各地民间中医的发展提供了政策支持。此外，政策允许具有特长的民间中医考取执业医师证，进一步拓宽了中医人才的来源，满足了社会对多元化医疗服务的需求。 在一系列政策的支持下，中医外治疗法，如小儿推拿、针灸等受到年轻妈妈们的追捧，成为儿童健康护理的热门选择。 年轻人对养生文化的兴趣推动了中药保健品和茶饮市场的增长，使中医逐渐融入现代生活方式。同时，中医药在肿瘤康复、慢性疾病管理、亚健康调理等方面的应用，也使得中医药服务在医疗保健市场中占有重要地位。可以说，中西医在中国的现状是相互补充、并行发展的，西医在治疗急性疾病、手术和重症方面发挥核心作用，而中医则以其整体调理和辨证施治的特点在慢性病预防、健康管理、康复保健等方面拥有广阔的应用空间。

三、中华民族的"和"文化

中国的儒学经典《中庸》首篇即讲道"致中和，天地位焉，万物育焉"，凡事不偏不倚，与人和、与天地和的思想是影响中国人数千年的价值观念。"以和为贵"的思想深深植根于中国人的传统观念之中，"和"字蕴含了丰富的哲学思想，同时也体现在中国人生活的方方面面[②]。"和"是中国传统文化的一个核心范畴，是中国文化的精髓。中国人很早就认识到"人和"的可贵，使"天时不如地利，地利不

---

① 《中国医学百年（专题篇：民国西医高等教育研究）》（med66.com）。

② 在个体的自由之间，寻求公约数：漫谈中国古代"和"文化（baidu.com）。

如人和"成为中国人的共识。尚"和"心态是中国人心理的一个突出特点，渗透于中国人对人、对事的不同态度中。中国人在重"和"的传统文化价值系统影响下，形成并经常在人际交往中显现出崇尚与人和谐相处的心理与行为倾向。中国人的人际和谐心理是在中国特定的尚"和"文化价值取向和社会文化情境中形成与展开的，崇尚与人为"和"既是个体的一种心理与行为，又是一种普遍的社会心理现象，这种尚"和"心理表现在中国人人际交往活动的方方面面，并成为中国人的一种集体潜意识；在人际交往实践中，"和"即中国人人际交往的目的。在传统文化中，"和"是中国人的宇宙观，也是中国人最高的价值追求，更是中国人待人处世的基本原则。它是既包括基本理念、价值，又包括运用原则和方法的一个思想体系[①]。

四、中华民族的儒医精神与熟人社会

中国古代知识分子素有"不为良相，便为良医"的济世利民精神。"儒医"是对古代中医的至高评价，他们不仅以精湛的医学著作立起医学理论的一座又一座丰碑，而且以良好的儒学修养构建渊博的中医药文化。儒家称医学为"仁术"，仁是德的表现，是对人的体贴、关心、怜悯和帮助，历代名医都把"仁"作为行医的前提和出发点[②]。他们将儒家的"仁"的理念融入医疗实践中，强调医生应以仁爱之心对待患者，这体现了儒医对生命的尊重和对人性的关怀。儒家强调个人修养，儒医也不例外，他们认为医生的道德修养直接影响到医疗效果，因此在行医过程中，不仅要有精湛的医术，还要有高尚的医德。此外，儒家倡导"修身、齐家、治国、平天下"的理念，儒医也承担着社会责任。儒医与中国的熟人社会关系紧密相连，这种关系体现在文化传承与医学实践中。儒医作为儒家文化与医学实践的结合体，他们的行为和实践深受儒家伦理的影响，在熟人社会中，儒医不仅是医生，也是道德的楷模和文化的传承者，通过医疗实践来体现儒家的仁爱思想，将"仁"的理念融入到对患者的关怀中。在乡村熟人社会中，儒医与村民之间存在着强烈的亲缘和地缘认同意识，他们生于斯长于斯，与村民有着深厚的情感联系，这种基于地缘和血缘的信任关系，使得儒医在行医时能够得到村民的高度信任和尊重。在熟人社会中，儒医与患者之间的关系不仅仅是医患关系，还可能包含家族成员、朋友、邻居等多重角色，这种复杂的社会关系使得医患之间的互动更加个性化和人性化，儒医在治疗疾病的同时，也承担着维护社会和谐的责任。在熟人社会中，儒医的声誉和

---

① 中华文化中"和"的思想—理论__人民网（people.com.cn）。
② 《中国医学百年（专题篇：民国西医高等教育研究）》（med66.com）。

口碑对其社会地位至关重要，他们的医术和品行会受到居民的广泛讨论和评价，这种特有的声誉传播与反馈机制有助于儒医获得正确的社会评价，并在一定程度上规范了他们的医疗行为。精研医理，超脱方技，形成科学，灵活运用，由内而外，严格践行，坚持不懈，努力向先贤靠拢，不辱士之称谓。现代儒医应该继承古代士人道德自律精神和社会责任感。坚守社会共同的道德取向，以及个体自我的道德追求。通过医生的职业以高度怀仁的态度、认真彻底的医疗行为体现济世利民的价值取向，从而顺利贯彻一个儒医应当具有的特征[①]。这种儒医精神是对医生的一种集体超越普通人的道德意识，也形成患者对医生群体的一种超越一般行业的要求，形成一种存在于潜意识中的必然期望。"中国传统社会的医患关系，是熟人社会的特征，对熟人有着高度的信赖感"（唐义红、罗刚，2017），这也是中国人看病喜欢"找关系"的一个历史文化背景。

五、中国卫生情况总览

2022年中国卫生健康统计年鉴[②]显示，中国的医疗卫生机构分为医院、基层医疗卫生机构、专业公共卫生机构、其他医疗卫生机构4类。登记注册类型分为公立、非公立医疗卫生机构。按主办单位分为政府办、社会办和私人办。按分类管理分为非营利性和营利性医疗卫生机构。

机构数量：截至2023年2月底，全国医疗卫生机构数达100.7万个，医院3.83万个，其中公立医院1.2万个，民营医院2.65万个。基层医疗卫生机构101.62万个，其中社区卫生服务中心（站）3.71万个，乡镇卫生院3.37万个，村卫生室58.19万个，诊所（医务室）31.89万个。

卫生人员：2018年末卫生人员总数中，技术人员952.9万人，执业（助理）医师360.7万人，注册护士409.9万人。卫生其他技术人员47.7万人，管理人员52.9万人，工勤技能人员85.8万人。其中医院737.5万人（占60.0%），基层医疗卫生机构396.5万人（占32.2%）。本科及以上占34.6%，大专占37.8%，中专占22.3%，高中及以下占5.4%；技术职务（聘）结构：高级（主任及副主任级）占8.0%、中级（主治及主管）占19.9%、初级（师、士级）占61.1%、待聘占10.9%。

卫生总费用：2018年全国卫生总费用预计达57 998.3亿元，其中：政府卫生支出16 390.7亿元（占28.3%），社会卫生支出24 944.7亿元（占43.0%），个人卫

---

① 在个体的自由之间，寻求公约数：漫谈中国古代"和"文化（baidu.com）。

② 《2020年中国卫生健康统计年鉴》（nhc.gov.cn）。

生支出 16 662.9 亿元（占 28.7%）。人均卫生总费用 4 148.1 元，卫生总费用占国内生产总值百分比为 6.4%。

六、中国医疗服务价格机制

中国的医疗服务价格需要遵循医保支付整体指导定价制度，由物价部门进行物价指导，形成收费科目后进入收费。民营医疗的价格可以选择性定价，这部分价格是竞争决定，民营医疗可根据经营定位选择定价。高端医疗以国际保险为主，普遍定价偏高，其他中低端医疗根据潜在患者的消费能力及竞争者定价[①]。

七、中国医疗准入及监管政策

各地准入政策不同，监管政策一视同仁[②]。中国医疗机构的监管主要来自 3 个部门：一是国家卫生健康委员会，对医院的建立设置及医生的病历、处方、检验、诊断都有严格要求，医疗机构及医生都有执业边界，处罚较为严格[③]；二是国家医疗保障局，其作为最大的医疗机构支付方，主要的任务是通过筹资为中国居民提供医疗保障，凡是接入医保体系的医疗机构必须接受关于医生资质、诊疗指导、报销支付范围、药占比等严格要求，如果违反协议要求，机构将被停罚、医生将被解除医保医生的资格；三是国家食品药品监督管理局，对药品、器械、耗材的准入有严格要求，同时对生产、供应链、冷链运输、存放等有严格规定，对服务单位内的药品及器械等有一整套的严格要求，对一个单品的质检报告、质量审查都非常严格[④⑤]。

八、中国医疗服务事业的发展

自改革开放以来，中国医疗服务事业经历了翻天覆地的变化，在政策引导、技术革新、市场需求等多方面因素的推动下，取得了举世瞩目的成就。从最初的基础医疗设施建设，到如今的智能化、数字化医疗服务体系，中国医疗服务事业的发展

---

① 《"十四五"全民医疗保障规划》__国家发展和改革委员会（ndrc.gov.cn）。

② 《医疗卫生机构信息公开管理办法政策解读》__中华人民共和国国家卫生健康委员会（nhc.gov.cn）。

③ 《关于加强医疗损害鉴定管理工作的通知》的解读（nhc.gov.cn）。

④ 国家药监局综合司关于做好《药品网络销售监督管理办法》贯彻落实工作的通知（nmpa.gov.cn）。

⑤ 国家药监局关于发布《医疗器械经营质量管理规范附录：专门提供医疗器械运输贮存服务的企业质量管理》的公告（2022 年第 94 号）（nmpa.gov.cn）。

不仅极大地提高了国民健康水平，也为全球医疗卫生事业的进步贡献了中国智慧和中国方案。改革开放初期，中国医疗服务事业的基础相对薄弱，医疗资源分布不均、医疗服务效率低下等问题突出。面对这些挑战，中国政府采取了一系列措施，推动医疗服务事业的改革与发展。1985年，城市医疗制度改革启动，引入市场机制，推动医疗服务的市场化进程，这一改革为后续的医疗保障制度改革奠定了基础。1998年，城镇职工基本医疗保险制度建立，标志着中国医疗服务保障体系的初步形成，为后续的医疗保障制度改革奠定了基础。2003年非典疫情的暴发，暴露了中国公共卫生体系的薄弱环节，促使政府加大公共卫生投入，加强疾病预防控制体系建设。

2009年，新医改启动，中共中央国务院发布《关于深化医药卫生体制改革的意见》，拉开了新医改的序幕。新医改的目标是解决老百姓看病难、看病贵的问题，通过财政投入、医保体系覆盖全民、国家医保局成立等措施，逐步改善医疗服务。2012年，中国基本医保体系覆盖全民，基本医保覆盖率达到96.8%，显著降低了居民就医自付比例。2015年，分级诊疗制度的推进，旨在优化医疗资源配置，提高基层医疗服务能力，缓解大医院就医压力。2018年，药品零加成政策的实施，有效降低了药品价格，减轻了患者负担。

进入新时代，中国医疗服务事业的高质量发展成为新的目标。2020年新型冠状病毒感染疫情暴发，中国迅速响应，采取了一系列有效措施，成功控制了疫情的蔓延，展现了中国医疗服务体系的应急能力和韧性。2021年，"互联网＋医疗健康"快速发展，互联网医疗健康市场规模快速增长，预计到2024年将进一步增长至4190亿元。数字化转型成为医疗服务行业的重要趋势。2022年，医保支付方式改革深化，所有统筹地区开展按疾病诊断相关分组（DRG）付费或按病种分值（DIP）付费改革，合理确定支付标准并建立动态调整机制。

2023年，医疗服务市场竞争日益激烈，呈现出多元化、综合化的特点。数字医疗健康综合服务行业作为新兴领域正在迅速崛起。2024年，中国医疗健康产业十大趋势发布，这一年将是医疗健康改革创新、强基固本、全面提升的重要一年。

九、民营医疗与公立医疗互为补充

随着社会经济的快速发展和人民生活水平的不断提高，医疗服务需求量不断增加，需要民营医疗与公立医疗互为补充，提升服务效率、推动技术创新等。民营医院相较于公立医院具有较高的灵活性和市场敏感度，可以根据市场需求迅速调整医疗资源配置和服务模式，增强整体医疗资源的供给能力。从医疗服务内容的角度来看，民营医疗与公立医疗在发展模式上存在一定差异，而这种差异也为患者提供了多元化的选择。公立医疗主要以基本医疗服务为主，其定位是在保证全民基本健康服务的基础上，注重普惠性和公平性。因此，公立医院往往承担着更多的公益性职责，需要为广大群众提供可负担的基础医疗服务。相对而言，民营医疗则更加注重差异化服务，尤其是在高端医疗、个性化诊疗以及专科医疗等方面，民营医院能够根据市场需求提供更为精准和高质量的服务。通过这种互补，民营医疗和公立医疗各自发挥优势，为不同层次、不同需求的患者群体提供了多样化的选择，从而满足了多样化的医疗需求。此外，民营医疗在推动医疗技术创新方面也有其独特的优势。相较于公立医院受政府拨款等方面的限制，民营医院在资金运用等方面具有更大的自主性，可以为患者提供高端医疗服务。这不仅有助于推动整个医疗行业技术水平的提升，也能够激发公立医院的竞争意识，从而在医疗技术创新和服务质量上形成良性竞争。此外，民营医疗还在健康管理、互联网医疗、远程诊疗等新兴领域快速发展，这些创新领域为患者提供了更加便捷的就医方式，进一步提升了患者的就医体验。民营医疗与公立医疗的发展也涉及管理模式的创新。在我国医疗体制改革的背景下，医疗行业逐渐从传统的以治疗为中心向以健康管理为中心转变。公立医院在某些方面面临着一定的制度限制，而民营医疗则具有较大的灵活性，能够率先尝试个性化的健康管理方案，为患者提供健康管理、疾病预防和康复指导等全方位的服务，这一方面不仅有助于患者的长期健康维护，也有助于提高医疗服务的整体质量和效率。通过这种补充和协同发展，民营医疗的健康管理创新经验可以为公立医院的健康管理模式提供参考，从而推动公立医院管理模式的进一步优化。在政策支持和体制改革的推动下，民营医疗与公立医疗的协同发展趋势也日益显著。近年来，我国出台了一系列政策以鼓励民营资本进入医疗行业，促进民营医院的规范化和可持续发展。政府通过税收优惠、资金支持、审批简化等措施，吸引社会资本投向医疗行业，以弥补公立医疗资源不足的缺口。同时，通过制定和推广行业标准，加强对民营医疗的监督管理，保障民营医疗机构在提供高质量服务的同时，维护医疗市场的健康秩序。此外，政府还推动公立医院与民营医院的资源共享，鼓励两者在医疗资源、技术设备、科研成果等方面进行合作，从而实现优势互补，提高资源利用效率。例如，在一些试点地区，公立医院和民营医院建立了双向转诊机制，使得患者能够根据病情在两种医疗体系之间灵活选择，从而提高了医疗资源的整体利用效率。

十、以人为本的医疗服务的发展

以人为本的医疗服务在中国的发展历程是一个逐步发展、推广并不断深化的过程。这一服务理念强调以患者为中心、关注个体需求、尊重患者权利和心理状态，以人为本的医疗服务不仅要求满足患者的身体健康需求，还需关注患者的心理、情感和社会需求。近年来，中国社会经济飞速发展，医疗体系的不断完善，以及人民对医疗服务质量要求的提升，为以人为本医疗服务在中国的发展创造了良好条件。在政策推动下，医疗机构逐步转向关注患者体验，优化就医流程，为患者提供更温暖和人性化的医疗服务。政府在政策层面对以人为本医疗服务理念的推广起到了积极推动作用。"十三五"以来，国家明确将"以人为本"作为医疗卫生改革的重点之一，出台了一系列的政策文件，例如《健康中国2030规划纲要》，要求医疗服务体系从"治病"向"健康"转型，以满足人民群众对美好生活的需求，着力提升患者的就医体验，改善医患关系。此外，国家卫生健康委员会发布了《医疗机构人文关怀与服务规范》，明确了各级医疗机构在设施配备、医护人员服务态度、患者隐私保护等方面的要求，强调要在制度上保障人性化医疗服务的落地。这些政策为以人为本的医疗服务奠定了坚实的基础，并为医疗机构的实际操作提供了具体指导。与此同时，各级医疗机构在实践中逐步引入人性化医疗服务措施，提升患者的满意度和信任感。许多三甲医院在门诊、住院等场所设立患者服务中心，提供就医咨询、心理疏导、随访管理等服务。例如，北京协和医院和上海华山医院等大型综合医院，建立了由专业服务人员构成的患者服务团队，帮助患者在复杂的医疗流程中找到指导和支持，减轻患者在医院的焦虑感。各地医院也通过增加候诊区域的舒适设施、改进就诊流程、提供无障碍服务等方式，使医院环境更加温馨、亲切，为患者带来更好的就医体验。医护人员也接受了更多关于医患沟通技巧的培训，倡导医生在诊疗过程中多倾听患者需求，耐心解答患者疑问，让患者感受到温暖与尊重。近年来，不少医学院校增设了人文医学、医学伦理学、医患沟通等课程，培养医学生的沟通能力、同理心和心理学知识。例如，北京大学医学部、复旦大学医学院等院校通过开展角色扮演、案例讨论、与患者互动等方式，提高学生对患者需求和心理的敏感性，使其在未来从业中能更好地为患者提供人性化服务。同时，一些院校还将医学生志愿服务纳入教育活动，让学生有机会直接参与服务患者的实践，培养其社会责任感和服务意识。然而，尽管以人为本的医疗服务在中国取得了一定的发展成果，仍然面临一些挑战。综合来看，在政策引导、医疗机构实践、教育改革和科研支持等多方努力下，以人为本的医疗服务在中国已取得了显著进展。未来，随着政府在医疗资源配置上的持续投入，公众对人性化医疗服务认知的提升，以及医护人员人文素养的不断提升，以人为本的医疗服务在中国的推广和深化将进一步加快。

第二节　研究问题的提出

2021 年，中国医疗卫生机构总诊疗人次为 84.7 亿[①]，过去 10 年增加 26.3 亿人次。近几年，平均每个居民到医疗卫生机构就诊次数 > 6 次，然而由于中国的医疗人才稀缺，医护人员与发达国家相比仍有差距。随着中国改革开放以来，居民收入提高对医疗服务的要求逐渐提升，但是患者的期望与医疗服务机构的服务水平及满足患者期望的能力参差不齐。中国已进入老龄化社会，民营医疗需要加速的高质量发展，成为公立医院的有效补充，和谐的医患关系是医疗服务发展的根本动力，研究以人为本的医患关系，促进中国医疗服务健康事业的良性发展，需要加大对医患关系的深度剖析。医患关系的状态受到哪些核心因素影响？哪些因素导致医患矛盾？笔者带着这些问题，将研究方向确定为民营医疗医患关系的影响因素。

第三节　研究目的及意义

本书的研究目的是将宏观的政策作为研究背景，寻求患者在就医的微观情境中影响医患关系的核心因素。医患关系的发展对医护工作者的医护服务开展、民营医疗的发展及健康中国的推动都有重要意义。医患关系研究的复杂性在于医患关系的影响是多因素的，有国家政策原因、患者的期望过高、具体开展医疗服务过程中医生的医术、患者需要支付的费用、医护服务群体的服务态度等。2016 年 10 月 25 日，中共中央国务院印发《"健康中国 2030"规划纲要》，明确指出："推进健康中国建设，是全面建成小康社会、基本实现社会主义现代化的重要基础，是全面提升中华民族健康素质、实现人民健康与经济社会协调发展的国家战略，是积极参与全球健康治理、履行 2030 年可持续发展议程国际承诺的重大举措。"作为民营医疗，医患关系融洽对民营医疗的整体发展有重要意义，且对于医护工作者，理解患者的期望，医患关系融洽，在一个安全放心的执业环境中工作，才能为患者提供更好的服务。同时，医护工作者与患者在直接接触互动中找出相互作用机制的关键要素也可作为服务中的行为参考。

---

① 2021 年我国卫生健康事业发展统计公报_部门政务_中国政府网（www.gov.cn）。

第四节　研究方法和内容

一、研究范围

本书的研究范围为中国民营医疗机构的医患关系。研究医疗机构中的医方指医生及医疗机构的全体服务人员；患方指患者和患者家属。

《中国卫生健康年鉴》中将中国的医疗机构按照经营性质区分营利性医疗机构与非营利性医疗机构。非营利机构可以统称为民营医疗，民营医疗机构一般以专科医院、专科门诊、全科诊所为主。按照投资者区分：由政府投资的医疗机构统称为公立医疗机构，由自有资本投资的为民营医疗服务机构。按照等级可划分为三级甲等、三级乙等、二级甲等、二级乙等、一级医院、社区卫生服务中心、社区卫生服务站、诊所、卫生室等。按照疾病病种可分为中医、精神、传染、口腔、骨科、皮肤、医美等专科医疗服务机构。还有一些与国家公共卫生相关的机构，如疾病预防控制中心、妇幼保健院等。

2019 年 2 月—2020 年 2 月中国医疗机构数量如表 1-1 所示。

表 1-1　2019 年 2 月—2020 年 2 月中国医疗机构数量　　　　　　单位：家

医疗机构		2019 年 2 月底	2020 年 2 月底
医疗卫生机构合计		999 119	1 006 931
一、医院		33 125	34 104
按经济类型分	公立医院	11 960	11 915
	民营医院	21 165	22 189
按医院等级分	三级医院	2 582	2 762
	二级医院	9 061	9 730
	一级医院	10 850	11 153
未定级医院		10 632	10 459
二、基层医疗卫生机构		945 171	953 896
社区卫生服务中心（站）		35 041	34 818
政府办		17 708	17 366
乡镇卫生院		36 440	36 084
政府办		35 959	35 609
诊所（医务室）		229 554	241 884
村卫生室		621 700	616 065
三、专业公共卫生机构		18 089	16 050
疾病预防控制中心		3 451	3 398

续表

医疗机构	2019 年 2 月底	2020 年 2 月底
妇幼保健机构	3 073	3 065
专科疾病防治院（所、站）	1 148	1 107
卫生监督所（中心）	3 122	2 996
计划生育技术服务机构	6 161	4 265
四、其他机构	2 734	2 881

资料来源：2021 年《我国卫生健康事业发展统计公报》

二、研究方法及过程

（一）研究方法

本书采用扎根理论研究方法，这是通过系统地从数据本身获得理论的一种研究方法（Glaser，1978）。医患关系的本质是一个医疗服务中的患者与医护群体在就医场景中的互动过程，而扎根理论非常适合过程、互动类的研究（科宾，2014）。霍尔顿和沃尔什（Holton 和 Walsh，2017）在《经典扎根理论》中写道，按学科领域发表的扎根理论论文中，医药学论文占比 40.1%、护理学占比 22.4%、健康管理学占比 6.4%、心理学占比 13.4%，进一步证明扎根理论这一研究方法可以广泛适用于医疗健康类的研究。

（二）研究过程

笔者首先是有一个关于医患关系的研究方向和兴趣点，随后集中观察和不断缩小研究视角，最后缩小在以 3 家目标企业为背景，对目标医疗机构的高层管理人员、院长、医护人员和患者进行多轮、深入的访谈和观察。笔者把访谈获得的一手资料，结合目标企业提供的企业信息等二手资料，运用扎根理论的三级编码方式（开放性编码、主轴编码、选择性编码）对信息进行分析。通过扎根理论的开放式编码方式，对提炼的访谈内容进行卡片化，也叫概念化，形成副范畴。通过选择性编码方式，在相关同类的副范畴中发展出主范畴，再从主范畴中提炼出核心范畴，深入研究核心范畴与主、副范畴之间的关系，建立一个能够包含所有范畴和概念的理论模型，也就是梳理出医患关系关键影响因素之间的逻辑关系，明确医患关系关键影响因素的维度划分，最后形成理论模型。

（三）文献综述和理论框架

霍尔顿和沃尔什（2017）扎根理论是从系统收集和分析数据中发现理论，而不是通过预先设定的理论框架进行结构化的强硬认证。本书没有预先设定理论框架，但对医疗伦理学、医患关系、医患模式等基础理论进行了比较开放的文献综述。

（四）本书的写作过程

本书采取的是扎根理论研究方法，首先确定医患关系的研究方向，就医集中的公立医院做了患者访谈，并在民营医疗机构做了 3 轮问卷调查，逐渐明确患者的期望信息，发现医患信息交互中的信息不对称。随着对研究方法的深入了解及资料的逐渐丰富，进入研究的正式阶段。对文献做了大量的精减，聚焦在扎根理论研究的方法论上。在写作过程中采取多次连续比较，对重点备忘录，参考文本诠释法的方法进行逐字逐句反复"咀嚼"，以寻求文字背后的真实含义，对反复涌现出来的关键"词语"进行认真比较，并与参与者重复探讨。最后通过连续反复比较、理论涌现、理论抽样形成理论模型。

第二章

相关理论与文献综述

第一节　理论抽象

一、信息不对称

Arrow K. J.（1963）认为，风险和不确定性是医疗保健市场的重要因素，医疗保健产业的所有特性几乎源自普遍存在的不确定性。由于医疗知识的复杂性，医生对治疗结果和治疗可能性掌握的信息必然超过患者。Akerlof G. A.（1970）通过研究二手车市场提出了"柠檬市场"的概念，他认为由于信息不对称，买方不愿意为真正高品质的汽车付费，而导致高品质汽车退出市场，留下了次品汽车，降低了产品品质。Spence M.（1973）在研究劳动力市场过程中发现，在劳动力市场存在用人单位与应聘者之间的信息不对称情况，应聘者对自己进行包装，用人单位由于信息不对称无法真实地了解应聘者的真实水平。美国3位经济学家 Akerlof G. A.、Spence A. M. 和 Stiglitz J. E. 在20世纪70年代的研究，为市场经济提供了一个新的信息不对称理论视角。在市场经济活动中，各类人员对有关信息的了解是有差异的；掌握信息比较充分的人员，往往处于比较有利的地位，而信息贫乏的人员，则处于比较不利的地位。Arrow K. J.（1963）认为，医疗保健中涉及两种风险：生病的风险、部分痊愈或推迟痊愈的风险。由疾病直接导致的损失只是医疗保健成本的一部分，此外还包括生病期间的不舒服、生产时间的损失，以及（在严重的情况下）人的死亡或长时间未能恢复机体的正常功能。人们的医疗服务需求有一个最明显的特征，即不像食物或衣服的需求那样稳定，而是不规则、不可预测的。除了预防性服务外，医疗服务只有在疾病发生时才能给人带来满足感，另外，对医疗服务的需求与身体受到伤害的程度相关，人们总是面临一定的死亡风险和相当大的身体功能受损风险，尤其是谋生能力下降或受损的可能性很大。医疗保健服务出售者的期望行为不同于一般商人，对医生的道德期望和要求高于其他行业，对医生的道德约束要比其他商品生产者高，医生应该以关注患者的福祉为行动指南，而这种关注并不是人们期望普通商人应该有的行为。

二、企业社会责任

Oliver Shelton（1924）较早提出企业社会责任这一概念，他认为企业的生产经营不能只关注经济效益，还需要对产业内外利益相关者负各种责任，即企业社会责任应将道德因素包含在内。Bowen（1953）提出企业经营发展会占用社会资源，应当承担作为公民的责任，为社会作出贡献。他指出企业管理层除了是股东的受托人外，还是员工、供应商、社区及普通大众的受托人，应该基于社会的评价标准和价值观制定各项决策并采取行动。Eells 和 Walton（1974）提出企业社会责任通常是企业对社会造成的负面影响，以及企业在处理与社会的关系时所遵循的道德原则。McGuire（1963）认为企业的社会责任包含经济责任和法律责任，除此之外，还要考虑社会义务。这种观点考虑了社会责任的经济意义。Carrol（1979，1999）提取了由 4 部分组成的企业社会责任金字塔理论模型：提出金字塔的目的是挑出企业社会责任的定义，并说明 4 部分框架的构建性质。经济责任被置于金字塔的底部，因为它是商业的基本要求：企业应以合乎道德的方式运营；企业有期望和义务，它将做正确、公正和公平的事情，并避免或尽量减少对与之互动的所有利益相关者的伤害，企业应成为良好的"公民"，即回馈并为其所属的社区贡献财务、物质和人力资源；道德责任在金字塔中被描述为企业社会责任的一个单独类别，但它也应该被视为贯穿于整个金字塔的重要影响因素，道德考虑存在于其他每个责任类别中。Davis 和 Blomstrom（1975）进一步提出企业社会责任是在创造经济效益的同时，促进社会进步，实现社会和环境收益。

信息不对称与企业社会责任之间的联系在于，企业的社会责任行动可以降低信息不对称的风险。通过透明度和信息披露，企业可以提供更多的信息给客户和其他利益相关者，消除信息不对称的影响。如企业可以公开其供应链的信息，向公众展示其生产过程中的环境和社会影响。这样做可以增加客户对企业的信任，提高品牌声誉和市场竞争力。

由于医疗服务的特点，医学专业知识存在较高的信息不对称，患者处于信息较少的一方，为了实现自我的风险规避，患者需要搜索更多的信息降低风险。同时由于信息不对称，医生有引发道德风险的可能，机构要设立制度对医生道德风险进行约束，同时国家及监管部门作为约束的第三方，应出台更多的监管制度及准许证书，进行行业风险规避，进而保护患者权益。患者由于信息少而产生逆向选择，逆向选择相应会产生成本，如怀疑的成本、搜索的成本、多方确诊的成本。信息不对称强度越高，患者的不确定性恐慌越大，这种恐慌的情绪会成为潜在医患关系的隐患，甚至会演变为医患冲突。

三、医疗伦理学

古希腊最早的医疗伦理学是由医者希波克拉底提出的。在中国医学界广为流传的"希波克拉底誓言"[①]对医生和患者之间、医生和医生之间的行为准则作了详尽的、具体的说明，形成了系统的医学伦理观念，并一直被医学界所推崇。因此希波克拉底被后人称为"医学伦理学的奠基人"，也被称为"西方医学之父"，是西方医学的创始人。阿拉伯医学和医疗伦理学的突出代表人物是犹太哲学家、医学家迈蒙尼提斯。他的《迈蒙尼提斯祷文》[②]是医学伦理史和医学道德史的重要文献之一，与"希波克拉底誓言"处于同等的重要历史地位。《迈蒙尼提斯祷文》的核心是：医生应当时时关注世人的健康，恪守医家的伦理道德，不要被贪欲、吝念、虚荣、名利所干扰。

从古代起，中国的医疗活动便与道德规范紧密相连。以天人合一为基础的医学观，奠定了中国医疗伦理学的哲学基础。春秋战国时期，百家争鸣的局面促使各家学派对生命与道德的思考更加深入，儒家、道家、墨家等对医学的伦理原则产生了深远影响。儒家强调仁爱与忠恕之道，认为医者的职业是"仁术"，其核心价值在于"救人于水火"；道家则重视与自然的和谐相处，提倡顺应天道与生命规律；而墨家则强调兼爱非攻，主张普遍的平等与关怀，这些思想共同推动了医疗伦理理念的多元发展。

汉唐时期，医学家张仲景在《伤寒杂病论》中不仅总结了丰富的医疗实践经验，还提出了许多关乎医者行为规范的理念，如医者应怀"仁心仁术"，以救死扶伤为己任。这一时期的医疗伦理逐渐规范化，并与社会伦理、家庭伦理紧密结合，形成了医者与患者之间以信任和责任为基础的道德关系。唐代孙思邈所著的《备急千金要方》和《千金翼方》被后世誉为医学经典。在这两部著作中，他首次系统地论述

---

① 《希波克拉底誓言》__医学百科（yixue.com）。

② 《医学职业精神》（sdu.edu.cn）。

了医疗伦理学的核心原则，尤其是在《备急千金要方》（第一卷）——《大医精诚》中提出了"凡大医治病，必当安神定志，无欲无求，先发大慈恻隐之心，誓愿普救含灵之苦"的理念，明确了医者应具备的职业操守与精神境界。这些原则不仅是对当时医学实践的总结，也成为中国古代医疗伦理学发展的重要里程碑。

宋元时期，中国的医学理论和技术在兼容并蓄的过程中进一步深化和丰富。由于佛教和道教思想的传播以及儒家文化的持续影响，医疗伦理学在这一时期表现出多元化的特点。佛教的"慈悲为怀"与道教的"济世利人"思想深刻影响了医者的职业价值观。宋代的医学教育体系更加完善，《太平圣惠方》《圣济总录》等医学典籍的编撰体现了官方对医学发展的重视，同时也通过医书的传播强调了医德的重要性。元代由于蒙古统治的多民族融合政策，推动了中医与其他民族医学的交流与融合，这也间接地丰富了医疗伦理学的内容。无论是从医学的技术层面还是伦理层面，宋元时期都为后世奠定了重要基础。

明清时期，中国医学进入了传承与创新并存的阶段。李时珍的《本草纲目》不仅是一部医学巨著，也在一定程度上体现了对自然生命的敬重与和谐观念；吴又可在《瘟疫论》中强调了医者的责任与使命感，特别是在应对传染病时，医者应以救治为优先，而非以利为图。

总体而言，中国古代医疗伦理学的发展经历了一个从经验总结到理论升华，再到多元融合的过程。在这一过程中，中国的医学家与儒、释、道三家的哲学思想共同构建了中国医疗伦理学的核心价值体系，其主要特征包括：重视生命的尊严与价值、强调医者的仁爱精神与职业道德、倡导人与自然的和谐相处。这种伦理观念不仅指导了古代医疗实践，也对现代医疗伦理产生了深远影响。无论是在传统中医的发展还是现代医学模式的探讨中，中国古代医疗伦理学的智慧仍然具有重要的启示意义。

近代医疗伦理学的研究者比彻姆（Tom L. Beauchamp）和邱卓斯（James F. Childress）提出了尊重自主（respect for autonomy）、不伤害（non-maleficence）、有利或行善（beneficence）和公正（justice）这 4 个原则，这就是著名的生命伦理学的"四原则说"。比彻姆和邱卓斯采用解释（specification）和平衡（balancing）的方法在具体境遇中用 4 原则指导伦理决策，并运用罗尔斯的反思平衡（reflective equilibrium）方法实现各伦理学之间的融贯一致，以汲取四原则的精华并规避它们的缺陷。这 4 个原则在伦理道德中不享有优先权，与其他伦理要素一样，它们要在具体的伦理境遇下接受比较、修正和调整。"四原则说"对卫生伦理决策有很大影响，是目前应用广泛的一种医学伦理学原则。"四原则说"因其普适性的特点，又被称为医学伦理学的"圣经"。著名的"允许原则"由美国莱斯大学哲学系和贝勒医学院教授 H. Tristram Engel Hardt（1986）在其著作《生命伦理学基础》中提出，即与他人有关的行动必须得到他人的允许，没有经过他人的允许就对他人采取行动是没有道德权威的，他作出了解决医患双方伦理分歧的具有较强适用性的论证。

中国社会科学院邱仁宗教授（1987）系统地介绍了生命伦理学。王明旭、赵明杰在其多次再版的《医学伦理学》中提出："医生要有心系患者、爱岗敬业、勇攀高峰的精神风貌，养成无私奉献、救死扶伤的坚定信念，坚守精诚为业、仁爱为首的高尚道德。"邱仁宗（2000）指出："护士要做的是保护患者的生命、健康、幸福、知情选择、隐私、保密及尊严……她们对患者最为了解，她们也比其他任何人更能知道如何维护患者的利益和权利……我们所做的事应该有利于患者，同时也要尊重患者……但有时会发生冲突。有冲突时我们要以妥善方式解决。"李正关、冷明祥（2009）指出医德医风是影响医患信任的重要因素，表现为责任心不足、自身修养欠缺、医疗服务不到位、治疗不精心、收取红包和回扣等现象。解放军总医院急救设备供应中心范江波主任（2012）指出："医学道德伦理对服务理念和服务管理的制定具有重要意义……但由于在服务价值上缺失自我认定，在服务意识上缺乏医学伦理的延伸，使医院仅停留在像企业一样追求利润的服务意识水平上。"吴洪南（2014）指出构建和谐医患关系的措施是"开展医德医风教育……"。杨国利（2016）提出："具体医疗过程中具体医患关系的性质是道德异乡人、道德朋友还是道德敌人，这主要取决于医生的人文医疗能力、伦理能力与语言能力，也就是医生感知患者和患方人文需求并调整自己科技医疗方案的能力。"马玲娜等（2020年）指出："'指导—合作型'和'共同参与型'的医患关系已经成为当今医患关系的主流模式。"

四、客户关系管理理论

Philip Kotler 在其多次出版的《营销管理》一书中提到客户关系管理。客户关系管理是谨慎地管理单个客户和有客户"接触点"的细节，以最大限度地提高其忠诚度的过程。公司盈利的一个重要因素就是公司顾客基数的价值总和，所以客户关系管理很重要。顾客接触点（customer touch point）是指顾客会接触到品牌和产品的任何机会，包括实际的接触体验、人员传播或大众传播，以及不经意的观察。对于旅馆来说，顾客接触包括房间预订、柜台登记和结账离开、熟客优惠项目、客房服务、商务服务、锻炼设施洗涤服务、餐馆和酒吧。如连锁酒店品牌四季酒店（four seasons）提供亲切的服务（如员工亲切称呼顾客的名字），那里的员工能够理解忙碌商务旅客的需要，而且至少有一种设施是当地最佳的。客户关系管理使公司有效利用个人客户信息，提供优质的实时顾客服务。基于对有价值顾客的了解，公司能实现产品、服务、活动、消息和媒体定制化。同时他提出：公司认识到客户关系管理中个人成分的重要性，通过私人化和个性化彼此的关系，员工也能与顾客建立紧密的联系。

Christian Grönroos（2015）认为与顾客的关系是否建立起来，判定的标准并不取决于服务提供者，当顾客接触和互动以关系为导向时，关系才会真正建立起来。关系在很大程度上就是一种态度。关系建立的"指示器"不仅仅是顾客购买行为，还应当包括关系双方所产生的心理和精神上的相互依附。一组人如果感到在他们之间有一种相互关联的纽带，不管这种纽带是什么，这些人就有可能难以分开。这种"分不开"的感觉并不是凭空而来，它是供应商和服务提供者共同努力的结果。供应商和服务提供者应当努力地通过与顾客互动和相互沟通强化关系，应当注意的是，关系是否建立的最终决定者是顾客而不是企业。在顾客与企业关系的链条上有许多约束，顾客尽管并不愿与企业建立关系，却不得不为之。如果这些约束被解除，那么这些顾客流失的概率是相当高的。这里所说的"约束"包括技术约束、地理约束、知识约束及其他约束。

Adrian Palmer（2008）认为客户关系管理（CRM）已经成为描述一个寻求联结公司的各种以客户为中心的系统与跟踪服务单个客户整个关系生命周期过程的通用术语。许多公司综合信息管理的技术解决方案，但如果管理不能给领导者创造和提供一种以客户至上的文化，技术将变得毫无价值。客户关系管理有许多定义，它们反映不同企业客户关系管理的不同范围。Adrian Palmer（2008）将客户关系管理定义为在组织内用来整合所有客户信息来源，以便组织能够发挥更高的效率和效能，他也进一步提出客户关系要进化到客户体验管理中去。

第二节　患者期望与医患关系的相关模式讨论

一、患者期望

（一）期望理论

Parasuraman 等（1985）在其构建患者期望的概念模型中，指出患者期望可分为"合理期望"和"理想期望"两个层次，两个层次之间存在着一个"容忍区间"，他们认为患者的期望可以在两个期望层次的"容忍区间"内动态变化。Ojasalo（1999）

在研究患者关系发展变化过程时，进一步明确了患者期望的动态性。然后他根据患者期望的动态变化情况将其分为 3 个层次：模糊期望、显性期望、隐性期望。模糊期望是指患者意识有这种需求，但这种需求很笼统，不知如何表达，也不知道可以通过什么方式或途径去实现。显性期望则是患者在购买产品或服务前对产品或服务已有明确的要求或标准，可以清晰地表达或描述出来。隐性期望是指患者认为产品或服务理所应当达到的要求，没有必要表达。

（二）患者期望理论

Bostan（2014）认为在患者期望水平不确定的情况下，对患者满意度的研究，并不能全面反映医院所提供服务的质量。有时患者满意度很高，可能是因为患者的期望水平较低，并不是因为医院提供了高质量的服务。Bostan（2007）等在借鉴患者层次相关理论的基础上，将就医期望分成 6 个层次：可能的最低期望、低期望、最小期望、高水平期望、要求期望、理想期望，"可能的最低期望"是指患者可能对治疗疾病没有任何期望。"低期望"则是患者可能对治疗疾病有期望，但这些期望小于基本医疗要求，如患者可能只想要一个处方，简单地治疗疼痛。"最小期望"是指患者期望达到医疗要求，但没有其他更多要求，如希望获得有关疾病的信息或参与决策。"高水平期望"是指患者期望高于医疗要求，既要求获得相关知识和信息，又要求得到安慰和参与决策。"要求期望"是指患者希望医疗服务符合医学专家、医疗质量监督或法律规定的要求，而且要求提人性化和个性化的服务。"理想期望"是指患者希望得到的医疗服务能超过自己的期望，如出院后的跟踪随访服务、电话回访、温馨提示等。他们认为人们的就医期望水平是连续分布的，不同层次的期望水平之间并没有明显的界线和标准；低就医期望水平的群体显示拥有较高的患者满意度。

二、期望差距

期望是个体对事件或事物未来状态的一种等待标准，这种标准与行为一同作用于认知和情感（Bel B.S. 等，2006）。期望落差则是人在某个事件或对某个事物的体验与期待的标准之间产生的差异（李爽等，2016）。1985 年，英国剑桥大学的 Parasuraman 等提出服务质量差距模型（service quality model），简称 PZB 模式，也称 5GAP 模型。PZB 模式是一个研究服务企业质量改进问题的重要概念性框架。该模式认为顾客期望和顾客感知存在差距，并且这些差距决定顾客对产品或服务的认知（图 2-1）。PZB 模式中的"顾客期望和感知差距"是由服务提供者的一系列内部决策和活动决定，并且由服务提供过程中的管理层感知差距、质量标准差距、服务传递差距和营销宣传差距共同决定，通过基于 PZB 模式的分析可以发现医疗服务质量的差距缺口（葛杰等，2018）。Grönroos（2015）指出对于特定的服务来说，达到比较理想的水平，首先取决于企业采取的策略和顾客对服务的期望。朱正浩、刘丁巳（2009）指出 PZB 的研究将顾客满意和服务质量研究分离开来，服务绩效与恰当或理想服务质量比较的结果形成良好的顾客感知服务质量，也决定顾客的满意度。持有这种观点的学者较多，如 Grönroos（1994）认为："这样的结论是符合逻辑性的，即顾客首先对服务质量进行感知，然后是对这种服务质量满意或不满意的感知，而不是相反。"1980 年，由 Olive 提出期望落差理论，其描述的是实际观测结果与理论期望结果拟合程度的数值度量。该理论最早用于测量零售服务业中消费者的满意度，当实际观测结果大于理论期望结果时，消费者感到满意；实际观测结果小于理论期望结果时，消费者感到失望；实际观测结果等于理论期望结果时，消费者可能觉得满意或对服务无特别感受。根据这一理论，顾客购买前对产品会形成期望，购买后又会对产品实际绩效与购买前的期望进行比较，两者由此形成的差距称为不一致。顾客根据不一致的情况作出不同的满意反应，而满意度成为继续购买或使用的参考。

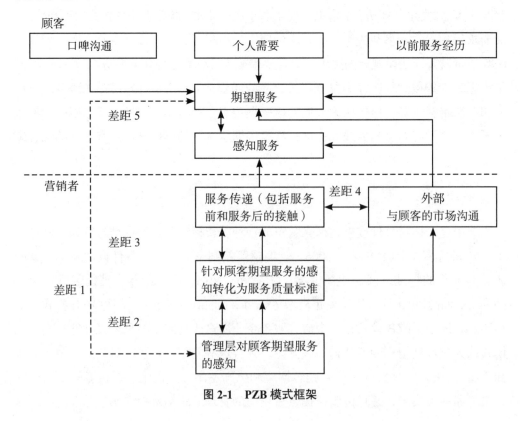

图 2-1　PZB 模式框架

在医疗服务过程中，将医务人员视作医疗服务的提供者，而将患方视作接受者，这与其他服务业有相似之处。因此，期望落差理论也适用于分析医患关系。患方在接受医疗服务前对诊疗结果有一个预期，接受医疗服务过程中，以及接受医疗服务后会形成一个实际感知结果。患方对医方的满意度可以表示为实际感知与预期之差，实际感知与预期落差越小，患方对医方的满意度相对越高；实际感知远低于预期，形成期望落差，医患之间便很有可能出现医疗争议，导致医患纠纷。

第三节 安德森医疗卫生服务利用模型

安德森医疗卫生服务利用模型由美国学者罗纳德·安德森（Ronald Max Andersen）于 1968 年创建，简称为"安德森模型"。经过 1990 年、1995 年、2008 年的修订，该模型逐渐完善，是分析医疗服务领域使用广泛的模型。

该模型最初用于分析家庭医疗服务利用的影响因素。安德森模型初建阶段以家庭为基本分析单位，探究不同家庭医疗服务利用行为存在差别的原因。"倾向特征""使能资源"和"需求"作为影响家庭"医疗服务利用"的因素，构成安德森模型的初始结构。其具体关系为："倾向特征"依次通过"使能资源""需求"最终影响"医疗服务利用"。这个具体关系表明人们对卫生服务的利用是通过服务利用的倾向、促进或阻碍服务利用的因素及对卫生服务的需要共同决定的。其中，"倾向特征"是指疾病发生前倾向于利用医疗服务的群体特征，包括人口学（年龄、性别等）、社会结构（受教育程度、职业、种族、社会关系等）及健康信念（对医疗服务的认知、态度、价值观念）3 个变量；"使能资源"指个人能获得医疗服务的能力及医疗服务资源的可获得性，是医疗服务利用的间接影响因素，包括居民个人或家庭资源（收入、医疗保险等）和社区资源（社区医疗资源的可及性、医疗服务的价格、就医与候诊时间等）2 个变量；"需求"指个人感受到的医疗服务需要，是导致医疗服务利用的前提和直接影响因素，包括感知需求（对自身健康状况、疾病的主观判断）和评估需求（临床上医生对患者健康状况的专业评估和客观测量）2 个变量；"医疗服务利用"指过去 1 年家庭利用的门诊、住院、牙科护理等医疗服务。

安德森模型创建至今 50 余年，经过多次填补和修正，日臻完善，最新的模型主要包括 3 个因素（倾向特征、促进资源、需要）、4 个维度（情景特征、个人特征、健康行为和健康结果）。新模型进一步说明了情境特征和个人特征决定健康行为，而健康行为进一步决定健康结果，情境特征与个人特征直接影响个人健康行为，健康行为与健康结果又反向影响个人特征。

在大量实证研究检验下，安德森模型逐渐被国际医学社会学和卫生服务研究领域公认为是适用于医疗卫生服务研究的主流模型，成为该领域研究者的首选，主要作为理解人群卫生服务利用行为的理论框架，从而寻找促进和妨碍家庭或个人使用医疗卫生服务的影响因素，衡量医疗卫生服务的可及性，被广泛应用于国内外医疗卫生服务等研究领域。国外学者从安德森模型提出开始便将其作为理论框架广泛应用于医学社会学和卫生服务研究领域，测量与人们健康相关的影响因素，如医疗服务费用、药物使用、护理服务、心理健康服务、老年人生活质量及疾病筛查等。

最新修正的安德森医疗卫生服务利用模型如图 2-2 所示。

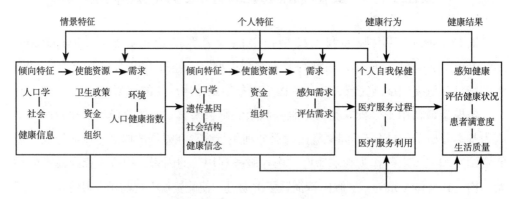

图 2-2　安德森医疗卫生服务利用模型（2013 年）

资料来源：李月娥、卢珊（2017）

第四节　医患关系的相关理论

一、组织行为学管理与医患关系

（一）管理者角色和技能

Stephen P. Robbins 在其多次再版的《组织行为学》一书中提到，组织行为学是一门应用性的行为科学，也是一门从多学科贡献中发展起来的学科，包括心理学、社会心理学、社会学、人类学。Stephen P. Robbins 在书中提出的管理者角色，有人际角色、信息传递角色、决策角色。同时总结了管理人员的技能：技术技能（technical skill）、人际技能（human skill）、概念技能（conceptual skill）。他认为像土木工程师、口腔科医生这类专业技术人员一般都会关注他们的技术技能，接受过大量的正规教育，掌握特定领域的专业知识和技能，但可能欠缺理解他人、与他人沟通、激励他人、支持他人的能力。许多人在技术上颇为出色，但他们可能不善于倾听、难以理解别人的需要或缺乏管理冲突的技能。同时管理者必须具备足够的心智能力去分析和判断复杂的情况，这些任务需要他们具备概念技能，即能够识别问题，找出解决问题的各种备选方案，制订一个最佳方案。同样在组织发展的过程中，员工会面临道德困境和道德选择，管理者需要为员工创造一种符合道德标准的氛围，在这样的气氛中，员工可以全力从事自己的工作，尽量减少那些难以判断行为对错的模糊情境。

（二）态度、情绪、信息、行为

Fred Luthans（2002）将态度分为 3 个基本成分：情绪、信息和行为。情绪成分是指个体对一个事物的情感——正性的、中性的或负性的。认知是信息的基本单位，认知过程包括人们加工信息的方式。情绪是一个连续体，经典的情绪连续由愉快 – 惊讶 – 恐惧 – 悲伤 – 愤怒 – 厌恶组成。信息成分包括个体对某个事物的信念和信息。行为成分是指一个人以一种特定方式对某个事物采取行动的倾向性。

（三）人际关系与沟通

Fred Luthans（2002）认为传统的组织学文献大部分对沟通的定义强调运用符号传递信息的意义，人际沟通中主要强调的是从一个人到另一个人之间的信息传递。沟通被视为有效行为改变的基本方式，它将心理过程（知觉、学习和动机）和语言相结合。而且，我们还必须注意到，先进信息技术的爆炸对人际相互作用的过程也产生影响。大多数经历人际冲突的人常把冲突归因于对方的性格问题或缺陷。

二、医患关系相关模式

医患关系模式是指医患双方在相互接触过程中所形成的基本的价值观和沟通方式。由于医患双方存在信息不对等、沟通的复杂性和个体差异，这就要求医患双方在不同的情况下，采取恰当的、灵活的医患沟通模式。

（一）社会角色医患关系模式

美国社会学家帕森斯（Talcott Parsons）于 1951 年提出社会角色医患关系模式，他首次引出患者角色理论，指出医患之间的关系是建立在医生帮助患者有效地处理健康问题这个基础之上的。患者与医生全力配合，医生则尽可能地使患者的功能恢复到正常水平。但是，因为角色差异而带来的认知冲突往往发生在医患之间。Robinson G.（2002）等指出由于专业分工、专业知识背景差异及各自权益的不同，面对同一个诊疗结果，医生和患者及其家属、朋友、公司等存在归因上的认识性与动机性偏差。

（二）萨斯和霍伦德医患关系模式

萨斯和霍伦德（Thomas Szasz 和 Marc Hol-lender，1956）根据疾病的严重程度和医患双方主动性的不同，把医患关系分成主动－被动模式、指导－合作模式、共同参与3种基本模式，即萨斯和霍伦德医患关系模式。萨斯和霍伦德指出：主动－被动模式适用于严重受伤、大出血、精神错乱或昏迷等紧急情况的治疗，患者与无助的婴儿角色类似，医生与父母角色类似，医生处于绝对控制的地位；指导－合作模式适用于类似急性感染等不严重的疾病，患者向医生求助、准备并愿意与医生合作，利用医生的医疗知识治疗疾病，双方都是主动的，患者与青少年的角色类似，医生与父母角色类似；共同参与模式适用于糖尿病、慢性心脏病等慢性疾病的治疗，医生和患者在诊疗中具有近似相等的权力、相互依存彼此需要并且进行的是某种程度上让双方都满意的活动。他们认为，医患关系模式在患者的诊疗过程中的稳定是暂时的，并且可根据患者疾病的状况进行变更，不同科室的医生无法治疗相同的疾病。萨斯和霍伦德医患关系模式的提出，为医生的临床医疗方案和决策及其行为角色的扮演定位提供理论指导，对缓解医患矛盾、建立医患信任具有重要意义。一般认为，萨斯和霍伦德医患关系模式是基于技术的一种社会与伦理的要求。

（三）维奇医患关系模式

根据医生在医患关系中所扮演的不同角色，美国学者罗伯特·M.维奇（Robert. M. Veatch，1972）把医患关系的模式分为3种，即技术模式、权威模式和契约模式，也称为维奇医患关系模式。

（四）布朗斯坦医患关系模式

美国学者布朗斯坦（Braunstein，1981）将医患关系模式分为传统模式（医生作出决定，患者服从决定）和人道模式（医生同情、关心、尊重患者，对患者负责），这种医患关系模式被称为布朗斯坦医患关系模式。

（五）攻击行为原因模式

Hartup（1974）根据行为者的动机把攻击划分为工具性攻击和敌意性攻击。Dodge 和 Coie（1987）则根据行为的起因把攻击分为主动性攻击和反应性攻击。Lagerspetz 和 Bjrkgvist（1988）根据行为的表现形式及行为发生是直接的还是通过第三方来进行，把攻击分为身体攻击、言语攻击和间接攻击。Barratt 等（1991）从疾病分类学的角度将攻击界定为3种：疾病性攻击、预谋性攻击和冲动性攻击。

（六）生物－心理－社会医学模式

美国医师恩格尔（Engel，1977）提出新的医学模式——"生物－心理－社会医学模式"，又称为恩格尔医学模式。这种模式以患者为中心，重视生物因素、心理因素、社会因素对致病和治病的共同作用。恩格尔指出医学不仅是一门研究生物体的学科，也需要考虑患者心理情感等因素。在这种医学模式下，医师和患者的关系一改之前的"主动 – 被动型"，而成为"主动 – 合作型"，从"以医疗为中心"转变为"以患者为中心"。

表 2-1 为 3 类医患关系模式对比。

表 2-1　3 类医患关系模式对比

主要关系模式	分类	代表人物	时间	主张 / 内容
社会角色医患关系模式	—	帕森斯	1951 年	提出医患角色模式
萨斯和霍伦德医患关系模式	主动被动模式	萨斯、霍伦德	1956 年	医生：绝对主动和支配地位、单方面决定和行动；患者：被动，不会提出任何质疑，医患双方的地位不对等，是一种"父权主义模式"
	指导合作模式			医生：权威性、指导性；患者：主动配合、执行医生的意志，医患间类似父母与孩子的关系
	共同参与模式			医生：听取患者意见，采纳其中合理的部分，帮助患者执行和实施其所选择的方案；患者：主动合作、主动参与诊疗、主动提供各种信息和建议、帮助医生做出正确诊断、一起商讨治疗措施、共同做出诊治的决定；医患间有近似相等的权力和地位
维奇医患关系模式	技术模式	罗伯特·维奇	—	工程模式，类似萨斯和霍伦德医患关系模式中的主动—被动模式。医生：纯科学家的角色；患者：被当作生物体变量的生物医学阶段的患者
	权威模式			教士模式，类似萨斯和霍伦德医患关系模式中的主动—被动模式。医生：家长式的角色；患者：完全丧失自主权，处于完全被动的地位
	契约模式			契约模式，类似萨斯和霍伦德医患关系模式中的共同参与模式：医患间并不完全平等，但有一些共同的利益，分享道德权利与道德责任，双方表现出一定的默契

第五节　综合评述

国内外学者们从不同的角度提出医患关系的相关理论及其多种医患关系模式。医患关系相关模式中有社会角色医患关系模式、萨斯和霍伦德医患关系模式（主动 – 被动模式、指导 – 合作模式、共同参与 3 种基本模式）、维奇医患关系模式（技术模式、权威模式和契约模式）、布朗斯坦医患关系模式、攻击行为原因模式、生物 – 心理 –

社会医学模式等。其中社会角色医患关系模式、萨斯和霍伦德医患关系模式和生物－心理－社会医学模式3种模式在医学中应用广泛，被大量地用来分析医患之间的关系。

进入21世纪后，随着科技的发展，各种科技手段的运用，对医患关系产生重要影响。众多学者开始关注数字化互联网应用对医患关系的影响，如Ngongo等（2019）指出未来移动医疗的发展将在政府的相关政策和激励措施的基础上，在保证隐私安全性、服务质量和广度的前提下，使患者能够获得跨越医院和国界的数字医疗服务，从而缓解医疗资源和人力资源分配不均衡的现象。Tamás Józsa（2020）指出："智能手机的应用正在成为21世纪医患关系的重要组成部分……将帮助全科医生和患者更有效地沟通……使医疗保健更方便，更易于使用，但也将提高合规性和依从性，并优化持久性。"Freckelton（2020）认为："患者可以随时随地在线获取有关健康问题的信息，这从根本上颠覆了传统的医患关系……互联网已经深刻地改变了医生与患者之间关系的性质，也是患者就医选择权改善的一种手段。"Menage（2020）认为："远程医疗减少医患之间的关系……触摸具有交流和治愈的潜力。而没有触摸，药物的作用就会减弱。越来越多的医生与患者之间的直接接触诊断和治疗将被技术设备所取代。"

为改善医患关系或减少医患冲突，国外学者在不同的疾病研究领域提出了解决方案。Rubin等（2015）在研究炎症性肠病医患关系时指出炎症性肠病的医患关系已经面临新的挑战，一部分是因为医疗和手术管理的实质进步，另一部分是因为患者获得医疗信息途径的快速扩张。治疗建议的选择和随之的沟通是炎症性肠病医患关系的挑战之一。可以使用治疗－目标的方法改善炎症性肠病中的医患关系。Van Lent等（2019）研究开发出一款在线值澄清工具（OnVaCT），用于参与全身治疗的晚期癌症患者，更好地帮助这些患者确定他们实验治疗的偏好。通过与医疗肿瘤专家分享这些结果，专家在患者咨询沟通阶段可以更好地调整每个患者的需求，从而决定是否参与早期临床试验，这可能减少医患之间决策上的冲突。Murdoch等（2020）设置目标（医师和患者共享现实的健康和福祉目标），以患者为中心，共享决策和为患者赋权，这对患有多种慢性病和长期健康状况的患者尤为重要……医生的角色是与患者合作，以确定如何最好地帮助他们实现目标。

中国学者也对医患关系进行了多方面的研究。印石（2003）提出医患关系已发展成为日益紧密的人际关系。雷志春和姜激禄（2006）认为医患关系是医务人员与患者及其家属在诊疗过程中产生的特殊人际关系。沈振亚（2018）认为医患关系是医生与患者在诊疗或缓解疾病过程中产生的双向互动关系。杨利剑（2010）认为和谐的医患关系是平等的法律关系、公平正义的关系、诚信友爱的关系、互动双赢的关系。王亚峰（2009）认为随着患者自我意识的增强，现代医患关系是一种交换、合作的人际关系。李诗和、薛涵月（2017）从交换角度分析认为医患关系实质上是一种以医患双方的投入和回报为内容的互惠性交换关系。王林等（2014）指出医患关系是诊疗过程中医生和患者之间因社会交换而形成的基于互惠的相互期待关系。张琪等（2011）认为目前在理论界中存在 3 种比较热议的医患关系观点，分别是传统的共同对付疾病的亲密合作关系、委托 – 代理关系和有偿买卖的服务关系。陈一凡（2017）认为医患关系本质上是法律关系。张丽娜等（2015）则认为医患关系是一种复杂的法律关系、一种经济关系、一种心理契约关系、一种信息不对称型关系、一种伦理关系。医院应该是救死扶伤、治病救人的地方，也是医患双方共同战胜疾病的重要场所，医患之间理应有如战友般、亲人般的关系（胡丽芬，2020）。陈竺院士指出医患关系的实质是"利益共同体"，因为"医"和"患"不仅有"战胜病魔、早日康复"的共同目标，而且战胜病魔既要靠医生精湛的医术，又要靠患者战胜疾病的信心和积极配合（陈竺，2012）。

中国多位学者从信任的视角对医患关系进行了研究，对医患信任体系进行剖析后认为医患体系需要重建（尹梅等，2018；左国庆、廖于，2004；刘月树，2012；申思思，2017），制度对信任存在影响（刘俊香等，2011；刘小龙、勾瑞波，2017），医患信任存在脆弱性（王振辉等，2019）。对医院信任的影响因素（李黎明、杨梦瑶，2019）、住院肿瘤患者对医生的信任度（陈武朝等，2014）、不同级别医疗机构医患信任的现状进行了调查（张莉等，2020），也从患方视角下对城市大医院医患信任类型及原因进行了分析（张溪婷等，2015），基于患者信任度的患者分类与管理策略进行了探讨（张大亮等，2010），也有一些学者从人际关系的视角研究了医患信任，如徐渊洪（2003）和胡晓江、杨莉（2016）认为人际关系对建立医患互信有较大帮助。信任是医患关系的基石，是医患关系的核心要素（杨同卫，2015）、是医患关系的内在伦理价值（杨阳，2007），患者对医生的信任是医患关系建立和发展的核心与基础，是患者求医、就医行动的前提（杨同卫、苏永刚，2012；杨同卫，2015）。宫福清、张斌（2006）、黄晓晔（2013）对重建医患关系间的信任进行了研究，从信任违背到信任修复（严瑜、吴霞，2016），寻求医患信任困境下的出路（任学丽，2018）。刘扬、王晓燕（2015）认为法律在医患信任重构中需要发挥作用，医患信任缺失下的知情同意权需要通过有效途径落实（李秀芹等，2019），医患信任需要进行系统化的评价（周庆楠、杨佳，2016）。

中国医患关系模式的选择应在高度尊重患者的基础上，强调医生义务，充分调动患者的主动性，构建一种基于诚信的医患关系，这不但能彰显医患关系构建的伦理要求，而且在医患关系的性质界定上更为明朗（李霁，2004）；应建立以患者为中心的新型的和谐医患关系（王明旭，2008），构建简约化的医患关系模式（王林等，2014）。医疗服务过程中，医护人员主动营造良好的沟通氛围（钟旋等，2008；李志宇，2007）、护患沟通是融洽护患关系的桥梁（江淑蓉，2007），良好的医患沟通能让患者和家属对治疗效果有比较现实的预期，并比较容易接受不太理想的治疗效果（唐宏、刘薇，2009）。从患者就医心理和需求入手，想患者之所想、急患者之所急是改善医患关系的行之有效的措施（齐艳英、宋桂芝，2011；任丽明、郑普生，2014）。培养和转变医务人员服务理念，在诊疗的不同阶段，注重满足患者的心理需求，努力营造和谐的医患关系（陈亚平，2019），加强医患沟通及帮助患者树立正确医疗期望，是减少或避免医患纠纷的重要措施（柴长春等，2005），医患关系中的心理因素是引发医患矛盾的重要风险因素。分析心理因素对医患关系的影响作用，探讨较为有效地降低医患风险的途径，以期改善医患关系，提高治疗效果，促进社会和谐（方磊等，2013），依据文化心理学和社会心理学的理论进行讨论，为转型时期紧张的医患关系提供心理学的解释，并为订定有效的干预措施提供理论基础（杨芊等，2017）。

张竞超等（2009）认为医患关系恶化和信息不对称有关。宋言东、蒋秀莲（2011）从信息不对称角度构建了医患双方的两阶段博弈模型，探讨解决医患信任问题的制度内源。彭金燕等（2012）发现医患之间信息不对称、信任程度低是导致医疗纠纷的主要原因。就医患者家属存在焦虑心理（林仕钦，2018；王艳，2015），被服务者的感知是来自主观的感受，而不是客观的评价，具有极强的主观性，受被服务者的口碑、需求、过往记忆等相关影响因素形成的个人期望，与其个人特征和倾向有较大关系（汪文新等，2017）。群际层面和谐医患关系的建构主要受医患舆情传播、医疗制度信任及医患群际关系因素（如群际认知偏差、群体认同等）的影响（孙连荣、王沛，2019），对期望不一致进行及时补救有助于降低医患冲突（于坤章等，2009）、提高口碑效应（杨学成等，2009）。厘清医患冲突根源（周煜川和周忠伟，2014；袁迎春，2016），为和谐医患关系需要寻找路径（凌子平和黎东生，2016）。在医患关系的制度方面，郑大喜（2006）指出"医患关系和谐有赖于制度变革与伦理重建……才可能从根本上改善医患关系"；尹奋勤（2009）研究发现"建立医疗法律健全、经济有保障、质量有监管、道德有约束的医疗卫生工作各项规章制度，将有助于预防和减少医患纠纷，建设和谐的医患关系"；赵玮等（2010）指出"在构建和谐医患关系时，必须兼顾医患利益，在此基础上进行相关的制度和法治建设"；郝洁靓等（2017）"从制度角度探讨医患关系恶化的原因，并从制度角度给出具体的实施建议"。

国内外的学者们对医患关系进行了多维度的研究，国外学者从早期的父子权威等模式的研究逐渐演变成为生物—心理—社会模式，让患者融入社会回归社会模式。国内学者从医患关系的类型、患者需求及心理分析、制度、信息不对称和信任对医患关系的影响等方面进行了研究，对和谐医患关系的构建作出了很多有益的建议和贡献。通过对前人研究的梳理，笔者认为制度和政策的改善必然会推动医患关系的变化，但制度和政策并不能完全改善医患关系。笔者认同信任可影响医患关系，信任是就医前的预设，相互信任可以促进医患关系融洽和谐。但是医患关系是一种动态的关系，就医前的信任也可因为就医中的互动行为和接触转变为不信任。人际关系是就医关系的表层关系，是一种脆弱的医患人际关系，医患关系的影响和改善需要从更深层次的研究挖掘。前人研究信息不对称存在于医患就医流程中，但是患者的需求信息、医护工作者、机构对信息的理解、信息不对称的分布及信息是如何传递的、传递中受到哪些因素的影响、如何改善信息不对称尚需更进一步研究。

笔者认为医患关系是医疗机构组织技术、医疗人才、各种资源（包含土地设备等）为患方提供一系列诊疗救治和情感关怀的互动关系总和，是患者产生医疗需求进而发生就医行为的连续性或间断性活动中与医疗服务提供者之间的一系列互动关系的总和。医患关系是基于医疗伦理学基础的救治与被救治的关系、关怀与被关怀的关系。医患关系是因患者的疾病痛苦而产生的医疗服务需求，是一种独特的商业服务关系，是医者基于人类的怜悯心和慈悲仁爱心，由医疗机构的组织者为了满足患者的就医需求，形成有组织的过程服务质量和技术服务质量的一系列服务组合。医患关系包括医患双方在医疗过程中所产生的相互认可，如患者对医生服务的满意度，对医生平易近人的认识；同时还包括在医疗过程中医生对患者行为的认识，医生对治疗过程的主观感受，以及由此产生的一些判断认识。现代社会医患关系已经超越了传统模式，将医患两个人的互动变为包括医生、护士等辅助人员在内的医院或卫生行政机构组成的医疗团队与患者及他们的亲属或监护人及其所在单位的有关人士在内的群体之间的关系。新的医患模式应该是医方基于医疗伦理学和慈悲关怀之上的信息共享、相互平等的共同合作模式。同时内涵中包含法律关系、人际关系、指导关系、合作关系等，这些是医疗救治关怀中必然包含的关系，不是单一存在关系，也不是普通的服务与被服务关系，更不是消费者与供应商的关系。

安德森医疗卫生服务模型对情景特征、个人使能资源、服务过程及结果进行了研究，是医疗卫生人员研究医疗服务的基础模型。个体如何调动自身资源及获取医疗服务资源所对应的医疗卫生服务资源及结果对医患关系的进一步影响尚需研究。

人们对健康的关注更加强烈，ChatGPT 的横空出世，智能化、信息化与人们对健康的高度渴望程度交织在一起，医患关系的研究需进一步深化。信息不对称如何影响医患关系，信息不对称与患者日益提高的期望之间的相互作用、信息不对称与患者及家属在就医过程中具体情节中的信息交互如何累积形成医患关系还需进一步深入研究。发现医患关系在人、机构、医护之间的相互作用关系后，如何改善医患关系，医疗服务机构发挥什么样的作用也须进一步研究。笔者将在前人研究的基础上，对医患关系中的患者、机构、医护在信息流动中的关系状态形成及企业在改善医患关系中发挥的作用进行进一步研究探索。

第三章
研究设计与研究过程

第一节　研究设计

　　本书研究的目的是在中国医患关系亟需改善及新医改背景下，对医疗机构中患者就诊过程中的各种现象进行研究、观察、收集、归纳整理和分析，期望从中找出隐藏的特点、构念和模型。本书将在大量文献资料阅读的基础上，采用扎根理论对背景企业进行调查问卷和访谈完成对医患关系影响因素的提炼和总结，构建理论假设模型（图3-1）。本书后续继续利用数据资料对该模型进行不断反复地验证、调整，最终得到本文的研究结果。

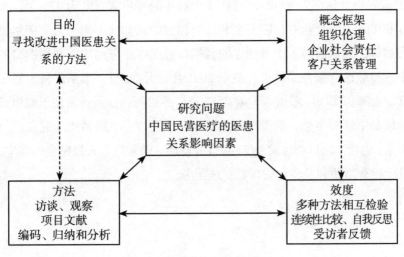

图3-1　扎根理论的研究图示

　　笔者选择的3家民营医疗企业有百年连锁中医馆、有刚刚 IPO 上市的创立至今

20 年以上的口腔连锁，也有发展了近 10 年的全科连锁。这 3 家连锁企业创立时间不同，跨越的区域遍布中国 20 多个城市，有近 200 家门诊，但是这 3 家企业几乎没有对外报道的恶性冲突事件，企业品牌口碑良好，患者认可度高。所以笔者以这 3 家企业为背景（表 3-1），归纳这 3 家医疗机构、医护工作者、患者三方在就医情境下的医患关系状态是如何形成的。

表 3-1　3 家背景企业简介

公司	地区	类型	分布
瑞尔集团	全国	口腔专科；全国连锁	分布在上海、北京、济南、青岛、成都等地，有 100 家以上分支机构
胡庆余堂	浙江	中医；浙江地区中医连锁	以浙江为主，分布在杭州、义乌、桐江等地，有 15 家中医馆、20 家药店、2 家药膳馆
博厚医疗	山东	全科；济南、青岛社区连锁诊所	分布在济南、青岛，有近 60 家医疗机构

一、瑞尔集团介绍

瑞尔集团[①]成立于 1999 年，目前拥有 111 家直营口腔医院和门诊，牙椅数近 1 300 张，全职医生人数 882 人，业务遍及全国 15 个城市，旨在提供一站式、专业、高品质的口腔医疗服务，覆盖患者的全生命周期，并致力于通过遵循标准程序及实施 5S 规范举措以推广"瑞尔之道"，为每位患者带来健康、自信的微笑。瑞尔集团已服务患者超过 740 万人次，积累了不断增长的忠实客户群（截至 2021 年 9 月 30 日，忠诚客户复诊率为 47.6%，过往 3 个财年的客户满意度为 97%），且仍在为持续促进和提升中国公众对口腔卫生和预防保健的认知而不懈努力。瑞尔集团旗下运营两大品牌：瑞尔齿科（中国领先的高端口腔医疗服务品牌）和瑞泰口腔（快速增长的中端口腔医疗服务品牌）。截至 2021 年 9 月 30 日，瑞尔齿科主要在一线城市（北京、上海、深圳、广州等）运营 51 家口腔诊所，诊所通常位于城市或区域黄金商业地段和甲级写字楼。瑞泰口腔主要在一线及核心二线城市（北京、上海、成都、重庆等）运营 7 家口腔医院及 53 家口腔诊所，通常位于人口密集的住宅区附近，使客户可轻松获得便利及专业的口腔护理服务。

---

① 瑞尔集团官网（arrailgroup.com）。

二、胡庆余堂介绍

（一）历史传承

胡庆余堂[①]，清末商人胡雪岩于公元 1874 年（清同治十三年）创建，地处杭州历史文化街区清河坊，是国内保存最完好的晚清工商型古建筑群，系徽派建筑风格之典范。整个建筑形制宛如一只仙鹤，栖居于吴山脚下，寓示"长寿"。恢宏的建筑、辉煌的大厅、精湛的雕刻及它特立独行的经营格局至今风貌犹存。胡庆余堂国药号始终秉承"戒欺"祖训、"真不二价"的经营方针，已成为保护、继承、发展、传播中国 5 000 年中药文化精粹的重要场所，是杭州人文历史文化不可或缺的重要组成部分。胡雪岩开创的经营之道、经营技巧及胡庆余堂百余年沉淀的深远中药文化，也多有著书立说或拍成电视剧被世人广为颂扬称道。1988 年，胡庆余堂被国务院定为全国重点文物保护单位；2003 年，"胡庆余堂"被认定为浙江省首届知名商号；2006 年，胡庆余堂中药文化入围首批国家级非物质文化遗产名录，国药号也被商务部认定为首批中华老字号。胡庆余堂国药号已然成为全国最具历史风貌、最具人文特征、最具观赏价值的中华老字号，也是全国"双国宝"单位。

公司在秉承"戒欺"祖训的同时，还彰显名店、名医、名药经营理念，上千种规格的产品满足国内外消费者需求。现有 20 多家连锁店、13 家中医门诊部，聘请国家级、省市级名医专家 300 余名，悬壶济世、问诊开方。

（二）业务板块

目前胡庆余堂国药号主要业务有医疗服务和医药零售两大板块（表 3-2）。

表 3-2 胡庆余堂公司主要产品和服务

业务类型	类别	说明
医疗服务	—	通过门诊部，向患者提供诊疗服务 通过线上方式，提供线上问诊和健康咨询
医药零售	中药材	通过线下门店，向顾客销售商品
	中药饮片	通过网络平台，销售产品
	药品（中西成药）	
	食品及保健品	

三、博厚慧慈医疗介绍

博厚慧慈医疗是一家民营全科医疗机构，公司全称为青岛博厚慧慈医疗科技股

---

① 胡庆余堂官网（hqyt.com）。

份有限公司（简称博厚医疗），其公司的线上品牌名称为"医护百家"。该公司成立于 2013 年。其业务范围主要是全科医疗、慢性病管理、居家康复照护及其他中西医结合项目，定位于线下智能连锁诊所和线上私人医生服务平台，实行问诊流程电子化、治疗过程数据化、患者健康可视化。博厚医疗的价值体现在持续性、便捷性和高效性。持续性主要体现在医疗服务持续性、关怀持续性和具体疾病治疗持续性。便捷性和高效性主要体现在它以 50 多家社区门诊医院为服务终端，实现社区居民 10 min 便捷就诊；以移动互联平台为渠道，实现 24 h 智能移动问诊；医院设有全科、内科、中医科、口腔科等科室，专业医、技、护团队 400 余人，为社区居民提供常见病、多发病的诊疗及慢性病管理、健康服务；同时与国内外多家顶级医院实现医联体及绿色转诊合作，利用物联网、互联网技术、云 HIS 系统、智能问诊系统等物联网平台，为患者提供全流程智能医疗服务体验；实现从移动预约问诊到远程医疗，从健康监测到自动提醒，从医疗服务规范到便捷一键问诊服务等全方位智能信息化管理，为社区居民提供优质、便捷、安全、高效的国际化医疗服务。博厚医疗不仅在日常诊疗过程中向患者提供优质的医疗服务，还通过认证过程持续提升质量，建立真正"以患者为中心"的医疗服务机构，为患者提供国际化、安全、高质量的社区医疗服务。2019 年 12 月，博厚医疗正式通过澳大利亚医疗服务标准委员会（The Australian Council on Healthcare Standards，ACHS）认证，是中国首家引入 ACHS 认证的社区医疗机构。认证的通过证明博厚的医疗服务品质通过了国际服务认证，是基层民营医疗机构的代表；同时也证明博厚医疗是"质量和安全必须是每家医护机构时刻谨记在心的两件大事"的践行者。

第二节　研究方法：扎根理论

一、扎根理论的概念

扎根理论产生并发展于社会科学领域，20 世纪 60 年代，哥伦比亚大学的 Barney Glaser 和芝加哥大学的 Anselm Strauss 教授在他们的专著《扎根理论的发现》（*The Discovery of Grounded Theory*）中首次提出扎根理论的概念与方法论体系。所谓扎根理论是指在研究过程中基于经验资料逐渐形成理论的一套完整而规范的方法论体系（Glaser and Strauss，1967）。从某种意义而言，质性研究是对当时主流的量化研究的一种反思，同时也是量化研究的重要补充（Eisenhardt，1991，1996）。历经 50 余年的发展，扎根理论作为方法论的内涵不断更新，现已由最初的从资料中建立理论的方法论逐步演变为基于质性资料分析的理论建构模式（吴继霞、何雯静，2019）。尽管不同版本的扎根理论都有自身的特色和创新性，但总体而言，扎根理论始终是从下而上生成实质理论的过程，强调在进行数据收集时同步进行资料分析、归纳与演绎交替进行；基于研究资料本身，通过不断比较分析、数据抽样等过程推进和完善理论建构（Gephart，2004）。扎根理论通常有经验证据的支持，但它的主要特点不在于经验性，而在于从经验事实中抽象出新的实质性的概念和观点（陈向明，1999）。格兰泽（Glase，2008）强调，数字本身在社会科学中并不重要，重要的是数字背后的含义。在实践扎根理论时，概念来自数据，它们并不是预先设想出来的，也不是被强加于数据之上的（Holton 和 Walsh，2017）。

二、扎根理论的主要流派和使用选择

基于不同的理论出发点和研究取向，扎根理论在发展过程中逐步演化为数个流派和众多分支。通过现有文献发现，至少有 3 个扎根理论研究方法论的版本被研究学者广泛使用，包括 Glaser 和 Strauss 的原始版本（origin version）、Strauss 和 Corbin 的程序化版本（proceduralised version）、Charmaz 的建构主义版本（the constructive approach to grounded theory）。扎根理论研究的基础和基本程序：①主题涌现，是扎根理论在研究领域的开放性和挥动立场的结果；②持续比较分析，是指所有数据一起进行分析的过程；③理论抽样，是在涌现理论指导下收集实证数据的过程（Holton 和 Walsh，2017）。扎根理论经过 40 余年的不断衍化和争论，这几个方面的研究方法依然是不可或缺的组成部分，包含数据的收集、分析与建构可以同时并行展开；编码开始于第 1 次的访谈或田野笔记；理论抽样是严格规范地寻找模式和差异；对备忘进行理论排序可以确定书写的提纲；理论饱和是判断什么时候不再进行数据资料收集的依据（Uwe，2018）。除了上述几个经典版本以外，也有研究学者开始尝试将扎根理论与本土化的研究实践相结合，并在一定范围内取得有效成果。

笔者在比较扎根理论研究的几个流派之后，本书采用科宾、斯特劳斯《质性研究的基础：形成扎根理论的程序与方法》（2014）中的程序，主要的原因是科宾和斯特劳斯在书中详细介绍了三级编码的步骤和理论敏感的技术，在轴心编码阶段还提出了编码范式模式，将不同类属联结起来：因果关系—现象—情境—中介条件—行动/互动策略—结果。该书 2014 年版是在斯特劳斯去世后，科宾第 4 次进行了较大改版，更加明确地呈现了类别、属性和维度的过程，而且增加了作者对研究方法的反思，提供了一系列备忘录的同时，还提供了作者研究方法的反思（陈向明，1999）。不是仅谈论分析，而是真正地在做分析，带着读者从概念发现到理论形成一步一步地分析。她强调，方法和程序只是工具，不是指令，研究者不应执着于遵循一套编码程序，这样质性分析就推动了流动和动态的本质。考虑到笔者是新学习扎根理论研究，科宾的扎根研究方法有更加明确的研究指引，所以在研究的方法论上受这一版本的影响更多。

笔者在文章的开端进行了文献综述，但是这并不是确定一个研究空白，没有预设研究框架和早期聚焦与探究问题。本书在编码的过程中，没有机械化的程序化统计，而是采用文本诠释的方式，反复逐字逐句地仔细阅读，以通过文字去理解行为背后的意义，去理解参考者在表达的真实意义。

扎根理论是在概念层面上动作，以挖掘概念之间的关系，即理论反映的是抽象的客观事实（Glaser，2002）。因此，使用持续比较分析对实证数据进行概念化抽象的过程是实践扎根理论的基础。持续比较法的另一个方面是文本诠释（Holton 和 Walsh，2017）。

当数据没有产生新的概念，或对它们的属性和维度没有进一步的解释时，理论饱和就产生了（Holton 和 Walsh，2017）。持续分析比较数据的线性过程贯穿于整个扎根理论的过程中，它充分利用了指标的互换性（Glaser and Strauss，1971）。

编码是本书形成理论的重要环节之一。笔者遵循扎根理论，同时开展数据收集和分析的研究方法，并在后续过程中不断对比和调整，在整个探究过程中进行编码、分析和总结概述工作。在扎根理论原始版本中，Glaser 和 Strauss 提出二阶编码系统，通过逐行编码的形式形成实质编码（substantive coding），以及通过不断比较和更新原始编码后形成理论编码（theoretical coding）。

三、程序化扎根理论的编码过程

对文献资料的分析通常体现在扎根理论的编码过程中。通过编码，研究者可以对资料进行分解、概念化和重新组合，从而描绘出现象间条件与结果的联系，加深对社会现象的解释。本书采用的三阶编码体系包括开放编码、轴心编码和选择性编码。

（一）开放编码（open coding）

在一级编码过程中，笔者将原始资料进行分解，在不断比较资料信息异同的过程中，逐步将具体的现象概念化，再把其中的相似概念集中从而提炼得到不同的类属（范畴），实际上这属于归纳总结的思维。类属是资料分析中的一个"基本单位"，通常包含主类属和子类属。其中主类属代表所研究内容中的一个明确观点或主题；

而子类属往往是关于什么时候、为什么发生、如何发展及得到什么结果等问题的回答（Strauss 和 Corbin，1998）。

（二）轴心编码（axial coding）

通过寻找类属与类属之间、主类属与子类属之间在属性和维度上的关联而构建形成二级编码，这通常涉及演绎推理的过程。类属之间的关联通常包括因果关联、情境关系、语义关系、过程关系、功能关系、相似、对等、差异等。在这一阶段里，研究者需要进行不断的提问和比较，才能发现不同类属之间的有效连接关系，从而不断完善轴心编码阶段。

（三）选择性编码（selective coding）

在第三级编码中，进一步具体化概念和类属，从而选择出具有统领性的"核心类属"，以"讲故事的方式"将其他类属与核心类属相关联，形成最终理论。选择性编码通常在研究的后期进行，在这一过程中同样需要不断地提问和比较，搜集新的资料，验证已经获得的现有理论，从而进一步整合和更新理论。实际上，程序化扎根理论的三级编码环环相扣、层层嵌套，通过不断比较和修正来逐步逼近、形成最终的完备理论。

第三节　数据收集

一、一手资料的收集

为了研究中国医患关系、医患冲突和患者满意的现状，找到现阶段中国民营医疗机构医患关系的关键影响因素，笔者先确定一个模糊的医患关系方向，通过文献阅读了解到中国的医患矛盾高发在公立医院的门、急诊处，为了聚焦方向，笔者在目标企业的门诊和公立医院都做了问卷调查（表 3-3 ～ 表 3-11）。第一、第二轮是广泛性的患者调查问卷，第一轮以线上患者问卷为主，辅以线下调查问卷，内容设计相对广泛，以影响医患关系的各方面因素为主，如关系信任、患者的责任义务、医德、医技、费用等患者需求。笔者希望通过第一轮的广泛调查，找出患者相对敏感的问题点，进行精练提取后，作为第二轮问卷调查的内容。第二轮以线上线下相结合的方式，从患者对时间、费用、身体和经济价值 4 个方面的需求出发，内容设计以患者的时间需求、费用需求、医疗工作人员医德及人文关怀和身体需求 4 个方面为主，进一步寻找患者就诊中的敏感点。第三轮是背景企业的高管、医生专家访谈和患者调查问卷。第四轮是目标企业博厚医疗、胡庆余堂和瑞尔集团的高管、医生专家访谈和患者调查问卷。第三轮和第四轮以 3 家目标企业的线下医生专家和高管访谈、患者线下调查问卷为主。第五轮在研究中碰到疑惑时又进行补充访谈。根据研究的进展和需要，研究者不定时地选择不同的人物进行反复调查问卷和访谈，丰富理论模型，饱和理论框架。一手资料收集的数据来源于笔者自己的调查、观察、网上公开资料及背景企业高管提供的资料。

表 3-3　第一次线上线下患者问卷调查和随机访谈

资料类型	访谈时间	份数	访谈类型	地点 / 方式
一手资料	2020 年 12 月 1 日	3	半开放式、随机	埠东社区卫生服务站
	2020 年 12 月 2 日	6	半开放式、随机	埠东社区卫生服务站
	2020 年 12 月 7—8 日	267	无	线上问卷
	2020 年 12 月 8 日	7	半开放式、随机	山东大学齐鲁医院青岛院区

表 3-4　第二次线上线下患者问卷调查和随机访谈

资料类型	访谈时间	份数	访谈类型	地点 / 方式
一手资料	2020 年 12 月 12 日	11	半开放式、随机	山东大学齐鲁医院青岛院区
	2020 年 12 月 14 日	10	半开放式、随机	青岛大学附属医院崂山院区
	2020 年 12 月 14—15 日	41	无	线上
	2020 年 12 月 15 日	11	半开放式、随机	青岛大学附属医院江苏路院区

表 3-5　博厚医疗第五次观察及访谈

资料类型	访谈时间	对象	访谈类型	地点 / 方式
一手资料	2021 年 6 月 12—15 日	医生及护士	观察及访谈	青岛博厚医疗埠东社区服务站
	2021 年 6 月 18—21 日	医生及护士	观察及访谈	青岛博厚医疗汶上路社区卫生服务站
	2021 年 6 月 25—28 日	医生及护士	观察及访谈	青岛博厚医疗汇德门诊部
	2021 年 7 月 3—6 日	医生及护士	观察及访谈	博厚医疗到家服务平台

表 3-6　第三次目标企业访谈——博厚医疗院长、医生专家和高管访谈

资料类型	访谈时间	被访谈主要身份	访谈类型	地点
一手资料	2021 年 1 月 16 日下午	院长	半开放式	埠东社区卫生服务站
	2021 年 1 月 16 日下午	总裁助理 人力总监 行政总监 医务部总监 技术总监	半开放式	公司小会议室
	2021 年 1 月 17 日下午	院长	半开放式	埠东佳苑卫生服务站
	2021 年 1 月 18 日上午	院长 医生	半开放式	老人卫生服务站

续表

资料类型	访谈时间	被访谈主要身份	访谈类型	地点
一手资料	2021 年 1 月 18 日下午	院长 医生 医生	半开放式	中韩社区服务站
	2021 年 1 月 19 日上午	院长 医生	半开放式	益真康诊所
	2021 年 1 月 19 日上午和下午	院长 医生	半开放式	天山诊所
	2021 年 1 月 19 日下午	医生	半开放式	仁德门诊部
	2021 年 1 月 20 日上午	医生	半开放式	仁爱社区诊所
	2021 年 1 月 20 日中午	院长	半开放式	中韩医院

表 3-7　医疗纠纷律师访谈

资料类型	访谈时间	被访谈主要身份	访谈类型	地点
一手资料	2021 年 1 月 17 日下午	医务律师	开放式	公司会议室

表 3-8　第二次目标企业访谈——博厚医疗高管

资料类型	访谈时间	被访谈主要身份	访谈类型	地点
一手资料	2021 年 1 月 18 日下午	总裁助理	开放式	公司
	2021 年 1 月 19 日上午	人力总监	开放式	公司
	2021 年 1 月 23—25 日	区域总监 区域总监 区域总监 区域总监	开放式	公司
	2021 年 1 月 23—25 日	行政总监 市场 市场总监	开放式	公司
	2021 年 1 月 23—25 日	医务部总监 质控部主任 护理 药剂	开放式	公司

表 3-9　第四次目标企业访谈——JNRT 患者、院长、医生专家和高管

资料类型	访谈时间	被访谈主要身份	访谈类型	地点
一手资料	2021 年 2 月 26 日上午	院长 门诊主任 副总经理 医生 医生	半开放式	办公室 办公室 办公室 诊室 诊室

续表

资料类型	访谈时间	被访谈主要身份	访谈类型	地点
一手资料	2021 年 2 月 27 日上午	医生 护士 护士 客服 客服 客服	半开放式	候诊区 候诊区 候诊区 候诊区 候诊区 候诊区

表 3-10　第四次目标企业访谈——HQYT 患者、院长、医生专家和高管

资料类型	访谈时间	被访谈主要身份	访谈类型	地点
一手资料	2021 年 3 月 10 日上午	副总经理 护师 药剂师 医生	半开放式	办公室 办公室 中医馆药房 中医馆诊室
	2021 年 3 月 10 日下午	门诊部主任 医生及患者 医生及患者 医生及患者	半开放式	中医馆办公室 诊室 诊室及候诊区 诊室及候诊区
	2021 年 3 月 11 日上午	医生及患者 医生及患者 医生及患者 医生及患者	半开放式	候诊区 候诊区 候诊区 候诊区
	2021 年 3 月 11 日下午	护士及患者 护士及患者 护士及患者	半开放式	候诊区 候诊区 候诊区

表 3-11　第四次目标企业访谈——SHRE 患者、院长、医生专家和高管

资料类型	访谈时间	被访谈主要身份	访谈类型	地点
一手资料	2021 年 3 月 12 日上午	诊所经理	半开放式	候诊区
	2021 年 3 月 12 日中午	院长	半开放式	院长办公室
	2021 年 3 月 12 日下午	区域总经理	半开放式	星巴克咖啡馆
	2021 年 3 月 12 日晚上	药房及患者	半开放式	诊室
	2021 年 3 月 12 日上午	导诊及患者	半开放式	候诊区
	2021 年 3 月 12 日上午	导诊及患者 医生及患者 医生及患者 医生及患者	半开放式	候诊区 医生诊室 医生诊室 医生诊室

二、二手资料的数据来源及收集

本书的背景企业研究及扎根理论的部分内容，采用背景企业的档案文件。档案

资料的来源主要有两种：一种是来自企业官网、公众号、证监会要求对外公开的财报、主流公开网站等；另一种是背景企业的二手资料，主要由背景企业的高管提供（瑞尔集团运营总经理、山东副总经理、瑞尔上海分口腔门诊负责人；胡庆余堂资料来源于办公室主任；博厚医疗资料资料来源于博厚高管及创始人）。研究者最终获得目标企业照片 74 张、档案资料 127 篇和数字评价电子码 677 个。

三、数据处理

扎根理论的研究数据处理过程具有高度的复杂性和严谨性，涉及从原始数据到理论构建的多个反复推敲的环节。整个过程遵循一个非线性、互动性的分析路径，笔者通过不断比较数据、理论和文献，最终提炼出一个基于数据的理论框架。在数据处理的过程中，由于收集来的深度访谈、观察、文献等资料，这些数据常常是非结构化的，充满了多样性和复杂性。因此，分析从原始数据的"开放式编码"开始，这一阶段，笔者需要对数据进行逐行逐句的细致分析，初步标记出所有可能的概念或事件的"微观分析"，每一个概念都要经过反复思考和确认，以确保其确切反映了参与者的意图或行为，同时要对数据进行不断地验证、修正和循环。笔者在发现某些类别在初期编码时未能充分捕捉到数据中的某些重要方面，这时就需要回到原始数据中重新审视，甚至重新进行编码。这种持续的验证和修正过程耗费了笔者大量的时间和精力，最终确保扎根理论研究的严谨性和理论框架与实际数据的高度契合。在实际操作中，处理这些质性数据的软件工具也起着重要的支持作用，对大量的文本、音频和视频数据进行编码和分析，提高了编码的效率和数据的可视化和模式识别。

第四节　研究过程

一、理论抽样

为了研究中国医患关系中的相关问题，笔者选择研究的领域是中国民营医疗的医患关系影响因素，最初选择 3 家企业作为研究背景，准备对医护工作者工作中的医患互动进行观察、访谈，同时获取 3 家目标企业的历史材料。但是为了更好地理解医护工作者访谈中的内容，笔者在访谈前先对患者进行 3 轮共 267 份问卷调查，以获得患者的需求，以便于在往后的研究中对访谈结果进行比较。开始访谈时，笔者最初抽取医疗机构的管理者一起进行访谈，对机构的文化、制度和医护工作者的实践和思想进行比较，同时将访谈后的结果与观察后的备忘录进行比较，以比较访谈者的思想和行为是否一致。

二、研究方法选择

笔者以扎根理论为主要研究方法，同时也遵循格兰泽（1967）说的"一切都是数据"，笔者先采用广泛的问卷调查及半开放式访谈的方式，一步步聚焦医患关系中患者关注的关键敏感因素，再对广泛调查中得到的相关数据通过观察和访谈进行初步归纳，之后又通过多次对不同对象的访谈反复比较数据、推倒验证不成立的数据再分析再验证等。研究过程中，笔者按照扎根理论的研究方法，运用多种方式搜集、挖掘一手数据和二手资料，借助各种工具如质性研究软件、科大讯飞智能办公本、亿图软件、Word、Excel、PDF 等整理和加工处理数据。笔者先对整理后的原始数据进行开放式编码、主轴编码、选择性编码等编码程序，直到无法得到新的概念或范畴；笔者接着对获得的概念和范畴进行反复分析、推导，获得40 个概念、16 个副范畴和 4 个主范畴，构建了医患冲突关键影响因素的理论模型（图 3-2）。

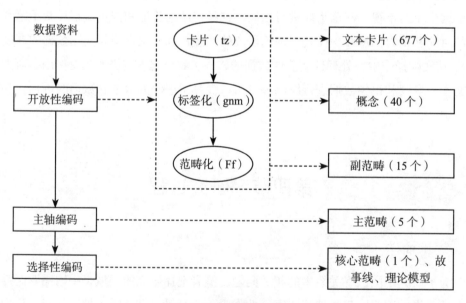

图 3-2　数据编码示意

三、开放式编码

开放式编码是对搜集到的原始数据进行卡片化、概念化、范畴化的过程。在这个过程中，研究者必须心态开放、态度中立以保证数据分析的客观性。根据扎根理论的研究方法，本文使用质性研究软件 NVivo 12 Plus 对数据进行开放式的编码。

第一步是原始数据的卡片化：研究首先聚焦原始资料，围绕"医患冲突"这个研究课题，以语句或事件完整性为单位对原话进行卡片化。对含糊不清或句子较长的语句进行中心意思概括或简化后再进行卡片化。这些卡片按照前节所提到的方式进行命名。"tz"则表示卡片语句在文档中的序号。如"对院内糖尿病患者建立档案，记录患者的具体信息，现病史、既往史、饮食习惯、用药情况"。通过分析这是医疗机构为了减少就医中的医患冲突而预先进行的疗效期望方面的洞察工作。

第二步是卡片资料的概念化：这一步是对卡片所得的数据进一步抽象和归纳的提炼，简化概念并提取关键词。概念的命名方式可以通过资料对比，根据资料内容所表达的意义或意象，自行创建能够反映数据内容的名字。也可以根据受访者话语里提到的字词命名。不管是以何种方式命名，名字要能够简洁地反映数据内容的意思，且能够反映其实质。

第三步是数据的范畴化：范畴化是在概念化的基础上对数据的进一步精练，是对数据资料进一步抽象，提炼出更能表达内容进一步获取副范畴的系统化程序过程。该程序是把一系列的概念进行同类或同属性的归类化、归属化的过程。研究中把表述同一现象或类似度极高的相似概念进行提炼升级合并为同类项，形成新的节点，而第二步中提炼的原节点形成二级节点。合并同类项或类似项后获得的新节点，即比概念更具有抽象意义的副范畴。开放式编码过程的部分范例及最终提炼的副范畴和主范畴如表 3-12 所示。

表 3-12　开放式编码后获得主、副范畴

编码	副范畴	主范畴
F1	情感期望	信息不对称
F2	医术期望	
F3	经济期望	
F4	期望差距	
F5	传递阻碍	
F6	传递方式	
F7	互动感知累积	
F8	相关者利益保护	企业社会责任

续表

编码	副范畴	主范畴
F9	信息共享	
F10	道德约束	
F11	组织伦理	医疗伦理
F12	职业伦理	
F13	四原则	
F14	搭建数字化平台	客户关系管理
F15	分析需求	
F16	提升体验	

四、主轴编码

　　主轴编码是挖掘和提炼副范畴之间联系并建立其同类范畴的过程。这个过程反复进行，直到每个副范畴被认定符合唯一的主范畴，数据资料的每个要素之间的有机关联被清晰地展示出来。

　　扎根理论是系统化的程序，因此本书严格遵循其编码流程，按照斯特劳斯和科宾的范式模型分析和呈现主要范畴之间的相互关系：前因条件（分析现象发生的条件）—行动/互动策略（在事件中采取的具体措施）—结果（行动或策略实施最终带来的结果）。

　　现象发生的条件是指某个现象或事件所发生的情境要素；行动或互动策略是指在这一情境中所采取的具体行动策略；结果指的是该行动策略导致的最终结果。某个行动的结果可能是另一个事件发生的条件。如开放式编码中"情感期望""经济期望"和"医术期望"等副范畴，在范式模型下能够整合成为一条逻辑轴线：患者因身体病痛到医疗机构进行就诊。就诊前，患者对就医过程有期望和需求，希望在一定的时间和费用支出下，病痛得到缓解、情感得到抚慰。但是在实际诊疗中，医疗服务机构经过资源配置后提供医疗服务，患者接触到的和患者接触不到的，患者可接触到的是在微观就医中直接触点的医护工作者，接触不到的是医疗服务机构的保持支持系统。期望结果有3种状态：一是患者得到了他想要的服务，期望与感知吻合。二是期望结果远超出他的期望，在这一段就医的过程中得到令人惊喜的服务。三是患者就医的期望未被满足，焦虑情绪积累和对疾病及情境的认知差异导致情感受挫；就医距离、候诊时间、看诊时间、等待检查结果的时间等时间成本超出期望，可能增加焦虑的产生和情感受挫；费用超预期及其不透明性，使焦虑积累，进一步导致情感上的受挫。而患者就诊的显性需求治病效果出现的副作用，必然带来身体伤害，这一系列的效果未达预期，形成期望差距。这些期望差距与信息不对称相关，患者与医疗机构的信息分布上存在差距，使患者因信息不对称而导致焦虑，在服务过程中的每次信息互动都是一次感知，这些感知的累积形成医患关系的总和。医疗机构为了解决信息不对称，更好地服务患者，搭建数字化平台，分析理解患者需求，为患者提供专业"客户关系"管理。因此，把这几个副范畴重新整理归纳到一个主范畴，即"就医期望"，而"信息互动过程""企业社会责任""客户关系管理"为主范畴（表3-13）。

表 3-13 主轴编码的范式模型

副范畴			主范畴
前因 / 条件	行动 / 互动策略	结果	
患者就医时产生的期望信息	患者根据个人过去的就医经历、需求和医方的口碑，形成到医疗机构进行诊疗的就医期望	患者期望形成：医术期望、费用期望、情感关怀期望。期望将对患者的实际服务感知产生影响	期望信息
医患服务过程中的信息互动及传递	患者的期望信息与医护工作者服务过程的信息互动中发现信息不对称。医护工作者在服务过程中进行信息传递，传递过程中遇到阻滞和干扰	服务中的每个关键过程节点都是一个关键触点，互动触点中的每次都是一次信息的互动，信息互动累积的过程	信息互动
患者在就医过程中产生对未知的焦虑、失去决策权的茫然、对费用产生的原因和透明性产生信息平等和被关怀的期望	就医中，患者跟医护人员、医疗机器及系统进行接触，产生互动。互动过程中的行动、情节、片段等每个层次的服务互相影响，进而对各种情节形成的总关系产生影响。患者在情感、医术、经济方面的期望，也在整个就医过程中与实际感知到的服务发生对比	患者的期望跟实际感知到的服务结果，期望与实际感知的弥合结果呈现新的状态。新的状态分别为与期望吻合、超出期望、期望差距	期望差距
企业建立正确的伦理文化及制度，降低信息不对称，保护相关者利益，增加道德约束	医疗服务企业首先要确定正确的医学伦理文化，并形成有效可执行制度。同时有责任降低信息不对称，保护相关者利益，在患者就医前进行公开透明的信息公示，在服务过程中增加对患者和医护工作的权益保护和道德约束	机构通过降低信息不对称，创造以患者健康为中心的共同目标，搭建数字化平台，理解需求，满足患者，提升医患关系的质量，进而促动企业的可持续发展	机构责任 客户管理

五、选择性编码

选择性编码把各个概念、范畴串联起来，通过讲故事的方式发现核心范畴。核心范畴能够很自然地在数据中反映出来且必须能够解释大量的数据。核心范畴对数据的解释力在数据收集过程中能得到不断提高，且是其他范畴的高层抽象，最终构建出理论模型。根据范式模式的逻辑关系：前因条件—行动/互动策略—结果，结合本书的研究目的及已获取的范畴，笔者最终发现可以用"医患关系关键影响因素"概括其他所有范畴，因此笔者把"医患关系关键影响因素"精练为本书的核心范畴，并把概念、副范畴和主范畴包含的所有面整合成为一个故事线：患者因身体的病痛到医疗机构进行就诊。就诊前，患者对就医有其需求和预先的期望。但是在实际诊疗中，医疗机构的服务、治疗效果、时间管理和费用等方面与患者的期望产生一个新的结果。在就诊的体验过程中，医生是整个过程中核心服务的提供者，其共情、互动和专业的服务能力，加上医护人员在关键服务触点提供的服务，呈现出3种不同的状态，即期望吻合、超出期望和期望差距。影响患者的期望结果与医患信息互动中存在的信息不对称有关。医疗服务机构为了缩小期望差距或超出患者期望，需要在患者就医前或就医过程中洞察他们在情感、经济成本和医术疗效等方面的期望信息，在医患的触点互动中降低信息不对称。同时医疗机构需要秉承医疗伦理学及企业社会责任，保护好患者及内部卫生技术人员的利益，接受外部第三方的监管。

六、信效度检验

Yin（1994）认为，社会科学研究的质量可以用4个标准（或检验）衡量。这4个标准是构念效度、内部效度、外部效度和信度。

（一）构念效度

构念效度是指对被研究的概念建立正确的、可操作的测量方法。研究者可以通过采用不同来源的数据、建立证据链和主要信息提供者对研究报告的数据审查确保研究报告的构念效度。

（二）内部效度

内部效度是指从各种纷乱的假象中找出因果联系，即证明某一特定的条件将引起另一特定的结果。在扎根理论中，某主范畴下的副范畴在某个条件下属于结果，在另外的特定条件下又成为其他范畴发生的条件。内部效度仅用作解释性或因果性的研究，不能用于描述性、探索性研究。

（三）外部效度

外部效度是指所有研究结论都可归类到研究中的一个范畴下，而且该范畴是可被推广、可复制的。

（四）信度

信度是指一个研究的操作，如数据收集程序，可多次重复并得到相同的结果。

　　本书效度：由于笔者是医疗机构连锁的创建者和从业者，对这一研究领域有自己的经验和观点，这些经验对研究是有益的，但是笔者同时也需要处理由于经验而不自主有主观意识的渗透，笔者为了谨防主观意识，在每个归纳和总结时都不断地进行多维度比较和反思，在不同阶段对数据进行反复比较，在有疑惑时与多名同业者讨论，以防止主观意识影响效度。同时为了预防单一研究方法可能产生的效度威胁，笔者进行了多种研究方法，如观察法、访谈法、问卷法，最后又补充了受访者反馈。

第四章

研究发现的解释与讨论

本书的研究严格遵循程序化扎根理论的编码流程，经过开放式编码、主轴编码和选择性编码，最终提炼出医患关系关键影响因素的概念维度，由患者期望、信息不对称、企业社会责任、客户关系管理组成，最终构建医患关系关键影响因素的模型。在本章剖析医患关系关键影响因素：首先，解释医患关系关键影响因素构成要素的概念内涵；其次，结合具体目标进行详细阐述，分析各维度之间的相互作用关系，充分解析医患关系关键影响因素的模型；最后，解释医患关系关键影响因素的构成要素。

如图 4-1 所示，患者、机构、医护三方存在信息不对称，信息不对称是医患关系影响的核心影响因素，以医疗伦理学、企业社会责任为基础，客户关系管理为方法，降低信息不对称，缩小患者期望差距有助于改善医患关系。

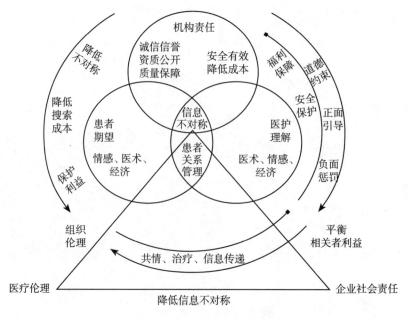

图 4-1　医患关系核心影响因素

第一节 医患信息不对称

Akerlof（1970）率先展开了关于市场中主体逆向选择的研究，证明了市场很可能因为信息不对称问题而衰败。继 Akerlof 之后，Spence（1973）对如何提高市场效率、克服信息不对称问题展开研究，创立了信息传递模型。该模型描述的是，掌握较多信息优势的一方如何有效地将信息向掌握信息较少的劣势一方传递，缩小双方之间的信息差距，促进双方完成信息互补，从而提升整个市场的效率。Spence（1973）通过长时间对劳动力市场进行细致研究，发现在劳动力市场的招聘方和应聘者之间，存在信息不对称的情况。医疗服务业属于高度专业知识化的行业，是一个信息存在明显不对称的行业，医疗机构和医护工作者属于专业信息拥有较多的一方，患者属于拥有自身症状和疾病发病信息多于医护工作者的一方。

Kano 等（1984）将患者的期望分为基本型、期望型、兴奋型，不同类型的患者期望将产生不同类型的结果感知，他的学说逐渐发展成为卡诺模型。笔者认为患者的就医期望是患者对就医过程及就医结果的一种期待。患者结合自己过往的就医经历、机构或医生的口碑、医疗机构的品牌宣传、监管部门及媒体对外的报道形成综合就医期待。患者期望是患者根据自己的就医经历、需求和他人的口碑推荐而形成的预先对医疗服务的心理期望，分为模糊期望、隐性期望、显性期望。模糊期望是我不知道我需要什么，隐性期望是我不说出你应该为我做的，显性期望是明确表达出我需要什么。患者就医的期望是明确的，但是对如何治疗是模糊的，另外患者希望费用越低、越透明越好，但是有些患者不明显地说出，只在事后表达内心的不满，有些患者甚至诊后投诉。

除了部分长期患病的患者外，其个人亲身经历有限。在新媒体盛行和信息飞速传播的社会背景下，增加患者自身的设想与实际医疗水平和医疗结果的差距，导致患方无法实现过高设想的意愿，进而产生冲突。另外，我们在访谈中也能感觉到以"德"为崇的中医在中国传承了几千年，中国人素有一种"不为良将便为良医"的思想，成语"悬壶济世"在中国深入人心，这些慈爱、怜悯的思想让医务工作者肩负扶难济危、救死扶伤的神圣职责。中国古代还有一种说法是"医者，儒也"，意思是医生应该是个读书人，是一个有文化修养的人。医者既是高尚品德者，又是知识渊博者。这样的传统文化经过上千年的沉淀，既形成了对医者的鞭策，又形成了道德上的更高要求，是患者的隐性期望。患者潜意识里认为凡医者是为救助患者的，必是品德良好。医护工作者们的一些行为在其他行业也许是可以被接受的，但是在就医中常不被患者和家属所接受。也有一些现象是患者在选择医疗机构多处打听，寻找最适合治疗自己病情的专家，这些知识是隐蔽的，只有在医疗机构和专科体系内的人才更清楚，这种专业知识的不对称是存在的。笔者根据资料绘制的信息不对称在医、患、机构三方互动的相互作用如图 4-2 所示。

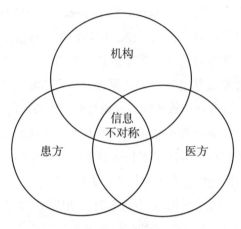

图 4-2　三方互动的相互作用

一、情感期望

尊重、理解和知情是患者情感期望的属性。病痛的折磨让患者的心理发生变化，影响其对健康的向往，容易出现焦虑不安、恐惧、抑郁、抵触、易怒和暴力等负面情绪。在这种心理和负面情绪状态下，患者及家属把期望寄托在医护人员身上，把医护人员当成"上帝"一样地存在，希望态度上得到尊重、沟通上得到理解和获得关怀。

在笔者开始着手写本书时，曾在山东的一家医院调研，采访了一位来自莱西的乳腺癌患者，她说："我做了乳腺手术后，每次坐 2 个小时车来复诊，医生都几乎没正眼看过我。"这是很多患者的共同感受，医生在门诊看完病情后，需要马上把病情及诊断记录写进电脑，在短暂的时间内，隔着电脑，很容易忽略这位患者是长途跋涉来看病的，而患者的期望是想得到医生的尊重，希望医生能给予关怀。

胡庆余堂的副总指出患者的期待是"解决问题，就诊便捷性和医护人员态度良好"。另一位高管也指出"患者在服务态度上，希望医生有耐心，说话方式上不敷衍"。这都体现患者被尊重的期望。在一家医院访谈到的患者指出"患者本有身体病痛，再看别人脸色，情绪肯定不会好"。济南瑞尔集团的一位患者认为："有些患者就医时有心理压力，在家庭缺少温暖、安慰、关爱时，他可能将情绪迸发宣泄在医生身上。"胡庆余堂的一位医生认为："心理和身体构成现代疾病。患者最需要的是得到关注。"

济南瑞尔集团的一位患者，是一位博士，他的期望是："希望医生对自己的整个病情有一个比较明确的说明，期望了解清楚自己的病情。""可是有时医生给患者讲解病情时，有些患者是听不懂的，医生想要给患者传递信息是有障碍的。"

中国著名心血管专家胡大一在其公众号写道，"医院只卖汽车，不办4S店"，患者接受支架/搭桥手术、起搏器后，对自己的病情、支架将来会出什么问题，搭桥能维持多久、能不能运动等心里没底，网上查到的都是令人不安甚至恐惧的消息。胡大一表示在半个多世纪学医从医的经历中体会到，患者对疾病的承受和治疗时心里没底带来的焦虑、抑郁及其产生的反复胸痛、胸闷、气急的难受程度远超过疾病本身。可见患者在就医时和就医后复诊时是怀着多大的焦虑心态。

博厚医疗的创始合伙人表示：医疗机构最重要的是首先确保患者不受伤害，同时要保证没有院内感染、医生诊疗技术规范、护理操作安全、药品保存安全有效，为了做到这些，医护工作者很大一部分时间都在做风险防范和防范记录的留痕工作，但是这些工作影响患者的感知，患者觉得在关怀患者方面我们的忙碌没有用，而医疗机构觉得我们要提高医术、治疗疾病，毕竟患者来医院就是来看病的，而且要防范可能的风险，医院诊疗的每一步都需要有记录，甚至有些操作都是双审核的，护士给患者输液都是三查、八对。但是对患者来说，希望医生们不要只盯着电脑，患者经常看到的不是医生的脸而是电脑的后背，听到的不是医生暖心的话语，而是医生敲打键盘的声音。笔者采访一位博厚医疗的医务主任，她说她们的各项规章制度非常多，药房就有61项文件，每项都需要严格遵循和记录留痕，有些药品需要冷链管理，所有冷链管理的每一步都需要记录，如冰柜的恒温温度需要记录留痕，确保患者用到的药品是有效的、安全的。有些精神类药品需要严格管理，这些都是为了保障患者的安全，也的确耗费时间，这些时间损耗医护工作者的精力，也让患者失去温暖的关怀。患者们觉得关怀不够，可患者却不知道为了安全，医疗机构和医护工作者们的付出。

二、医术期望

效果好、身体伤害小和能被告知是患者在医术期望的主要内容。患者就医的目的是治好病，身体恢复健康。患者对治疗是否产生痛苦或伤害、药品是否有副作用、治疗是否有不良后果、能否如期痊愈及痊愈后是否不再复发等，都怀有正向的期望。

笔者在一家三甲医院访谈到的患者指出，其期望的是省钱和治病有效。另一家三甲医院访谈到的患者持有类似的观点："期望花最少的钱治好病。"上海瑞尔集团某门诊院长的观点也在无形中支持两位患者的期望，他指出："患者就医前的期待是解决问题、解决主诉需求。"胡庆余堂的两位医生在访谈中提出："患者期待药到病除，看一下就好了。有时用药后，症状会更严重些，让病灶、邪气排出来，会显得更严重些。""患者期待效果、解决问题。"济南瑞尔集团的一位医生认为患者"不想在治疗过程中太痛苦，治疗过程比较平稳就可以了"。上海瑞尔集团的一位患者也期望"病治好，别太疼"。瑞尔集团的一位院长说："我知道患者的需求，希望被尊重、治好病，治好病是我们医生的第一天职。但是医学是有局限的，很多未知的医学知识都在探索中，医生很难满足患者的所有需求。患者希望长命百岁，没有疼痛，可是医生也是凡人，只能在有限的条件内满足患者的期望。"博厚医疗的一位创始合伙人表示："有些患者就医是非常希望托人找专家的，即使找了专家看了之后，还会再会找另外的专家去确认，患者对医术的追求主要是担心误诊，所以在医术方面肯定是非常重视的。"一位骨科医生说："手术做得非常好，但是患者不听医嘱，回去未按照要求进行康复动作练习，导致恢复不达预期，有时患者不听医嘱，却又把康复希望完全寄托在医生身上。"博厚医疗的一位平台慢性病管理医生说："我每天回访10个以上的慢性病患者，几乎都在询问对方指标异常的原因，有人忘吃药、有人饮食没注意、有人没按时睡眠等，患者希望自己健康，但是自律性和医嘱遵从性都有差距。"

三、经济期望

患者在经济方面的期望分为两部分：一部分是时间成本，就医距离近、候诊时间短、看诊时间长、等待检查结果时间短都是时间成本上的期望诉求；另一部分就是直接的费用成本。瑞尔集团在中国的口腔界属于高端口腔医院，非医保报销，但是患者来瑞尔集团就医的其中一个重要期望依然是费用合理。在访谈和观察中，患者都表示对费用透明性的渴望，如费用是怎样构成的，医保报销后是多少，自费需要花费多少，患者都表示费用最好解释得清清楚楚。

济南瑞尔集团的一对夫妻患者从美团上团购洗牙券。他们在选择洗牙券的时候，考虑到地理位置、价位是否合适、服务状况、环境、其他人的评分等相关因素。就医距离近也是其中重要的参考因素。胡庆余堂的副总在谈到患者期待时，也提到"便捷性"，即就医距离近的期望。上海瑞尔集团的一位访谈患者选择瑞尔集团的原因之一就是在"同一栋办公楼"，"如果选距离远的，请假产生的费用都挺高。有保险还是选私立"。济南瑞尔集团的一位访谈患者指出"当然肯定是希望尽快看完病。还有更仔细一点儿、对症说一些情况"。"希望尽快看完病"代表对候诊时间短的期望，"更仔细一点"需要更多的时间看诊，代表患者对看诊时间长的期望。胡庆余堂的一位患者也期望"等候时间短"。上海瑞尔集团的两位患者也分别提到对候诊时间短的期望:"不要等待太长时间,及时、准确"。另一位患者在其就医期望中提到希望看诊时间长,"全面了解病情,有些医生看得太快了"。

患者另外关注的就是费用成本支出。患者对就诊的经济期望一般集中在费用上,预期费用和费用透明是患者经济期望的内容,尤其是对低收入或收入不稳定患者来说更是这样。胡庆余堂一位二十几岁的患者家属是银行职员,提出期望药品价格再降低一些。上海瑞尔集团的一位患者指出"费用方面只要商业保险能报销就好,有商业保险的情况下还是选私立"。济南瑞尔集团的一位副总也道出患者在费用折扣方面,即费用透明方面的期望,"在临床中,客户也很挑剔。他想知道价格是不是透明,我们能够打多少折扣,当然他也希望他的医疗质量没有被打折扣"。胡庆余堂的另一位患者提出"去医院看病时检查项目少点,别动不动就检查"的费用支付期望。博厚医疗的一位全科医生说:"西医学是循证医学,以最常见的感冒为例,医生如果不检查就无法确定是病毒还是细菌性感染,中国目前对抗生素严格管控,不是细菌性感染不能给开抗生素处方。2023年甲流高发,如果确定是病毒感染,对症用药,退热很快;如果不是病毒感染,就不需要使用抗病毒药物,毕竟抗病毒药物还是有副作用的。另外一些慢性病患者,如糖尿病患者国际临床指南路径要求,每季度必须要做一次糖化血红蛋白(HbA1c)检测,冠心病患者要检测心肌是否受损等,可是患者有时候不理解,为什么要给他做这些检测,我们是不是想多挣他的钱。"博厚医疗的另一位高管医务负责人说:"全科医学包含预防医学,我们面对的多是慢性病并发症的老年人,我们的职责是尽可能让遗传性慢性病发病晚,如糖尿病、高血压病做好发病前的教育、饮食、运动指导,也需要及时监测相关指标,同时对已经发病的患者,做好各项用药指标的监测,识别潜在风险。如每个心脏病患者复诊时,都要做心电图,有需要时还要戴一个24~72h的动态心电监测器观察心脏功能的变化,但是有时候患者不理解,为什么总是要给他检查。如有些患者嗓子疼,医生需要检查确定是病毒性感染还是细菌性感染,患者觉得他就是嗓子疼,20年以前都不用化验,直接开药就行,现在却这么复杂。这是在临床实践中典型的信息不对称。"

四、信息不对称影响患者期望差距

期望的结果决定医患关系的状态,期望有差距,就有内隐冲突的存在。期望是个体对事件或事物未来状态的一种等待标准,这种标准与行为一同作用于认知和情感(Bell B. S.等,2006)。期望落差则是人在某个事件或对某个事物的体验与期待的标准之间产生的差异（李爽、汤嫣嫣，2016）。Zeithaml 等（1993）认为顾客期望和顾客感知存在差距，并且这些差距决定顾客对产品或服务的认知。Mortensen B. 等（2020）认为对许多患者来说，医院是陌生的、孤立的地方，充满焦虑和未解决的问题，但他们希望被善意、被尊重和有尊严地对待。这些类型的期望是患者决定服务满意度或不满意度的组成部分（图 4-3）。

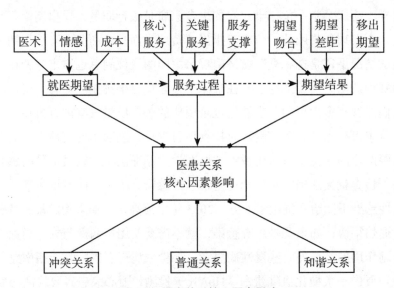

图 4-3　医患关系核心因素影响

　　期望吻合是指患者的就医需求基本满足。Oliver（1980）提出期望—实绩模型，即顾客的期望被满足时，顾客就会满意。期望吻合是顾客的基本需求得到满足，但是顾客潜在的或隐性的需求未被完全满足，或未超出期望的一种情感状态。期望吻合是顾客的一种基本满意但有隐性的需求未被完全满足的状态。情感期望是指患者期望从医方得到的情感及心理方面的抚慰，包括温和和尊重态度、周到礼仪、互动充分、充分传递分享信息等。经济期望既包含费用期望，又包含时间期望。费用期望包含费用预期、透明度和过度医疗等方面的期望及冲突发生后获得金钱补偿的期望。时间期望是指患者在就医距离、候诊时间、看诊时间、等待检查结果的时间等方面的期待。医术期望是指患者治病有效果的期望。笔者在多次访谈中发现，患者在基本满意时，表达是满意的，也表示会再来就诊，但是是否愿意向所有的朋友或亲友推荐时，有所犹豫。深度挖掘需求时，有患者表示如果药品更全一点就好了，或如果医保报销得更多一点就好了。

　　期望差距是患者在就医中的期望与过往记忆、口碑、机构广告的过往信息构成的期望和患者就医中产生的情感、经济、医术的期望组成。如果患者就医期望高，就很难超越。如果患者的期望低，就比较容易满足。患者期望信息与患者在实际就诊过程中形成新的信息分布。如果信息是对等的，那相互理解的程度就高；如果双方的信息不对称程度较高；就容易产生期望差距。根据期望违背理论可知，人们对某个群体会有相对统一的期望标准，当该群体的实际行为与期望有所违背时，若实际行为是正向的，则会使个体对其产生积极评价，反之则产生负面评价。所以对患者而言，在寻求医生帮助时其不仅希望能够有良好的医疗效果，而且想让医生以认真负责的态度对待自己，从而得到心理上的安慰。因此，患者倾向用"生的希望""全知全能"等包含高期望的词形容医生，这表明在患者的意识中，存在对医生角色较为统一且不合理的高期望标准，当患者认为医生没有重视自己，就会产生消极情绪，对医生产生负面评价（叶泽菡、贺雯，2020）。从访谈、观察及文献的资料来看，如果在就医时没有得到心理安慰，就会在内心感到失落，但是这种失落的情感差距并不会表达出来，会与就医的焦虑一起累积叠加，从而形成情感的差距。胡庆余堂的门诊部主任说："不同人的病症不同，前因也不同。起初医生开的方子不是很对路，患者反而查百度，信百度。"患者理解的医疗知识与医生掌握的医学知识是不同的，胡庆余堂的高管指出"医生没聊具体情况，患者云里雾里时，就让患者先去做检查""患者到医院后，希望医生用通俗语句讲解，患者听不懂专业词语，特别是老年人"，这就会产生期望差距。另外，费用与成本在就医过程中是非常敏感的一个因素。Cun-ningham（2009）通过访谈发现高额的医疗费用会影响患者对医疗服务质量的感知。从消费者的消费心理来讲，患者希望费用要在自己能承受的范围内，且有透明性。以金钱为基础的高医疗成本及医患消费心理容易造成医患冲突。虽然中国的经济体量排名世界第二，人均国民收入逐年增长，但是这与昂贵的医疗费用比，显得捉襟见肘。特别是重大疾病或重大伤害的医疗费用是一个重大的财务风险，许多人负担不起。孙红等（2008）认为经济因素的介入使医患关系变得复杂。前几年，一个中产阶层可能会因为家庭成员的恶性疾病，如肿瘤等的高昂医疗费用支付而返贫。因此，对经济收入比较低、医保少或没有收入来源的患者而言，医疗费用的增加，会给他们很大的压力。同时因为没有足够的资金支撑医疗费用支出，对医生推荐的有效药物，因为价格昂贵，而对医生产生怀疑，怀疑其为经济利益而故意推荐贵药，这对医患关系是极大的破坏。患者希望费用是透明的，如果医生没有把相关信息沟通透彻，患者的内心就会对医生产生怀疑。在医术方面，患者来看病就是希望减轻痛苦及治愈，效果未达预期包括副作用和身体伤害两个属性。患者就诊必然是带着医生能够"治病救人"的期望，而治疗有效是患者就医的最终目的。治疗效果的有效性也是就诊或诊治的结果。医疗服务业是一个特殊的服务行业，其服务产品的生产和传递具有不可逆性。因此，医疗服务行业是一个典型的结果导向型行业。医疗机构、医生诊疗效果、技术水平等对患者疾病的治疗起重要作用，深度影响医患信任乃至和谐医患关系的建立。诊疗有效、结果好，医患之间相处和平，甚至和谐；治疗产生副作用甚至造成身体伤害，意味着诊疗效果没有达到患者期望，其就诊的目的未能实现，患者的心理方面必然有落差，容易产生冲突。而医生由于时间紧张，并不能将治疗不达效果对患者陈述清楚，患者会因为信息不对等而产生期望差距。

患者在就医过程中，每次的就医旅程，"不仅是一次新的认知过程，也是一次情感体验过程，顾客的消费情感既有积极情感，又有消极情感"（李靖华等，2012）。患者因为病痛的折磨，心理极其脆弱和忐忑，情绪不稳。在医疗活动或医疗服务接触中，患者实际感知到的服务与其期望产生负向差距。可能一开始这种负向差距并不大，患者因为病痛的折磨容易忽视，也很容易被医疗机构及医护人员所忽略。但是在随后的医疗活动中，这种差距不断产生、叠加，某个医疗活动成为医患关系变质的"最后一根稻草"，进而引发医患冲突。在就医过程中，有些患者把"医闹"当成致富的途径，也有些患者因为在关系中的弱势地位，容易产生消极心理，恶意揣测医疗机构和医护人员的医疗行为目的，甚至对医护人员的治疗行为产生抗拒心理。

笔者在现场观察到的一个就医记录整理成备忘录，可以很好地说明发生在实践中的那些微小的就医期望与事件。

备忘录：独居老人的期望。

王某美，80岁，独居。

丈夫去世，原铁路系统退休员工，两个儿子都还在铁路系统工作。

这位老人早晨在医疗机构还没开门时就来了，独自一人坐在医疗服务机构大门口的台阶上。就医时拿来一盒苯磺酸氨氯地平片（一种降血压的药物），询问前一天开的药如何用，可能她过去曾有过服用半片药的用药经历，对这个药吃半片或吃一片产生疑惑，过来咨询。

因为不是来看病，只是询问用药，导医台将她引导至一位姓胡的全科医生诊室，医生查询了就医记录，这位患者转诊过来1个月左右，在这个月里就医4次，前天刚来过1次，既往史显示高血压、失眠。医生测量后显示血压70/130 mmHg，心率108次/min，血压正常，但心率偏快，医生询问家里是否有倍他乐克（一种兼有稳定心率的降压药），患者说没有，也没吃过。医生查看过往处方记录，发现在1周前医生开具过倍他乐克，说明这位患者可能回去没遵医嘱，或忘了吃药，医生又耐心叮嘱她回去按时用药。

患者在医生查询处方的过程中，向医生说明，她原来固定在另外一家门诊看病，固定每个月去取慢性病药物，上个月，她进医疗门诊后先向一位中医医生打了个招呼，然后回到西医诊室时，医生只看了她一眼，对她说，你没病，你只是有抑郁症。患者觉得特别难以接受，没有做任何检查，只看我一眼就判断我有抑郁症。姓胡的全科医生耐心地听完她的诉说后，告诉她没确诊就没有抑郁症，不用担心。又详细给她讲解如何用药，患者又重新回到导医台。

患者回到导医台后，导医护士询问患者是否解决了疑惑，患者说解决疑惑了。护士给患者发了一张带有电话和微信码的纸质联系卡，耐心嘱咐可以先打电话或在微信上询问，患者忙说不用，我离这很近，下楼就来。说什么也不要纸质卡片，护士们又叮嘱患者不会使用的话也可以找儿子帮忙联系，患者说两个儿子没时间，自己和已去世的丈夫过去也都在铁路系统工作。导医中的其中一位张姓护士，说她丈夫和公公也都在铁路系统工作，有了相近的关系，一下拉近了距离，患者接受了年度的预防体检。

关于备忘录的思考：这位患者走后包括笔者在内的工作人员才明白，患者不想要卡片的原因是经常想过来，如果有了卡片，就没有随时来的理由。通过这个备忘录可以看到，患者对之前就诊的长期机构中的家庭医生不满意，感到受了伤害，说明医生的一句话可能对患者伤害很大。可能那位医生确实观察到女患者有抑郁症的倾向，因为在临床中独居的老人抑郁症的发病率是比与家人住在一起的要高。在上一家医疗机构时，医生与患者是明显的信息不对称，医生直接告诉其对患者病情的猜测导致患者不满，而患者来博厚医疗时，医护工作者刚开始也没识别患者的期望，还一味地给她联系卡片。

患者的期望与医生、机构理解之间存在信息上的不对称，患者和医生拥有不同的信息水平，其中一方了解的信息更多或更准确，而另一方则了解较少或不够准确。这种信息不对称会对医患关系产生影响。信息不对称会降低患者信任，当患者感觉到自己了解的信息比医生更多或更准确时，可能会质疑医生的专业水平和诊断方案，从而降低对医生的信任度。同样，当医生感觉到患者对疾病或治疗方案的了解不足时，可能会认为患者不重视治疗或不配合治疗，也会降低对患者的信任度。患者因信息不对称对医生不信任时就会产生不信任和怀疑，进而带来决策困难，患者也因为对医疗知识的缺乏而无法理解医生的诊断和治疗建议，从而难以做出正确的决策。患者不知道哪个医生是值得信任的，就要花成本去寻求第三方的确认。由于信息的不对称，最终导致治疗效果不佳，医生对患者的疾病情况了解不足，不能更好地给予更合理的诊断，患者对疾病和治疗方案的了解不足，也会影响其正确地执行治疗建议，患者的依从性低从而降低治疗效果。而患者与机构之间也存在信息不对称，机构认为给患者提供最好的安全保障和尽可能高的有效诊疗是对患者最大的责任，而患者认为既要看好病，又要获得尊重和理解，医疗机构认为医术第一，患者认为情感第一，存在明显的信息不对称。但是从以上内容也发现，当三方理解的程度高时，患者的期望得到较好满足，甚至超过期望时，医患关系的状态是友好的、融洽的。

第二节　信息不对称影响医患关系状态

一、服务过程中的信息不对称

弓宪文（2004）认为信息不对称（asymmetry information）指信息在相互对应的经济个体之间呈不均匀、不对称的分布状态，即有些人对关于某些事情的信息比另一些人掌握得多一些。信息不对称的产生既有主观原因，又有客观原因。主观方面是由于不同的经济个体获得的信息不同所致，而不同信息的获取又与他们各自获取信息的能力有关，即信息不对称产生的主观原因是不同的经济个体获取信息能力的不对称性；客观方面，经济个体获取信息的多少与多种社会因素有关，其中社会劳动分工和专业化是最为重要的社会因素，随着社会分工的发展和专业化程度的提高，行业专业人员与非专业人员之间的信息差别越来越大，社会成员之间的信息分布将越来越不对称。因此，信息不对称是客观存在的。

按照患者就医的顺序来分，可分为诊前信息不对称、诊中信息不对称、诊后信息不对称。

诊前信息不对称：患者在非急诊就医前一般对医疗机构的选择需要有充分的信息掌握，包括机构的声誉、收费定位、医生的治疗水平、学科优势及特色科室等，专业学者将患者为就医选择搜索信息的行为称之为逆向选择。患者的逆向选择会产生一定的成本。即使患者通过机构对外的公示信息对其有一定了解，也常带着半信半疑的态度去就诊，有些患者为了增加确定性，会寻求熟人介绍或找关系后就医。如博厚医疗的一位储备院长分析道，患者在就诊前对机构的资质、医生的专业性、护士的技能、药品是否齐全、药价是否合理、能否医保报销、门诊几点钟下班、门前是否有停车场、院内是否及时消毒等信息进行猜测。另外一位储备院长表示患者会猜测是否保护自己的隐私。

诊中信息不对称：患者在就医中的信息不对称是通过一连串的就医节点活动组成的。每个活动节点都是一次信息的传递和互动。患者从挂号、取病历、找医生科室、医生开检查报告、去抽血、拍片、交费、取药等一系列的活动节点中，每个环节都是一次信息的传递和交流，而在这些具体的活动节点与中医学知识是高度不对等的。济南瑞尔的院长指出，收费只要讲清楚了，患者可能心里不高兴，但是不说出来，在经历了技术不过关、服务不好、费用过高等几个片段的焦虑积累叠加，一个服务活动的不到位可能成为导火索，引起患者从沉默不语到爆发。胡庆余堂的一位护士讲道："帮患者代煎中药，有时候患者没收到就着急。医护人员联系快递公司查找原因，是快递公司放到代收点或快递柜中。"另一位医生认为，"医馆很少有患者不满，中医为主的比较少。中医比较人性化，对因治疗，讲究情绪的治疗，注重调理"，而在西医医院，"等候时间长，患者有事，容易形成焦虑"。患者在就医过程中，因为病痛的折磨，心里忐忑，情绪不稳。在医疗活动或医疗服务接触中，患者实际感知到的服务与其期望会产生负向差距。可能一开始这种负向差距并不大，患者因为病痛的折磨容易忽视，也很容易被医疗机构及医护人员所忽略。但是在接下来的医疗活动中，这种差距不断产生、叠加，量变产生质变，某个医疗活动就可能成为医患关系变质的最后一根稻草，致使医患矛盾爆发为医患冲突。也有些患者因为在关系中的弱势地位，容易产生消极心理，恶意揣测医疗机构和医护人员的医疗行为目的，甚至对医护人员的治疗行为产生抗拒心理及行为。

诊后信息不对称：患者在就医后，由于医生有时太忙，并不一定会把治疗方案讲得那么透彻，患者在半信半疑中回家了。如果治疗马上就起效了，患者会欣然接受，但是如果效果没有在短时间内显现，患者就会怀疑医生的治疗水平和治疗方案。还有一些患者在医生开药的时候，碍于面子说可以，可是回家后又觉得上当了，怎么给我开了这么贵的药呢，怎么让我做了这么多的检查呢，继而对医生和机构的诚信度产生动摇，患者在这个时候产生一种被欺骗感。还有一些患者为了增加诊后的确定性，会拿着医生诊断的病历去寻求第三方验证，或再去另外一家医疗机构就诊，这无形中增加患者的就医成本，从而形成潜在医患矛盾，这种潜在的矛盾积累多了，也会引发直接冲突。根据医学界媒体的一则报道，江门中医院的一位陈姓医生被投诉，医生感觉莫名其妙。医生在前一天晚上值班期间，有一位 40 岁左右的女性患者因为鱼刺卡喉到医院急诊，医生仅用 1 ~ 2 min 就为患者取出了鱼刺，患者当时非常感谢，但是第二天投诉了医生，认为收了 40 元，价格太贵。这则报道显示医生为患者治好病，但是患者会觉得如此简单，感觉被欺骗了。医生感觉很不可思议，我为你处理的 2 min，是我苦练多少年、多少次的结果，是我学习了多少的医学专业知识，才能在瞬间识别鱼刺的位置和快速地取出鱼刺，你只看到了台前 2 min，却忽略台后的十年功。

小结：患者因身体的病痛和随之而来的心理焦虑，在就诊中怀着情感、经济、医术的诊前期望，希望在一定的时间和费用支出下，病痛得到医治、情感得到抚慰。但是在实际就医过程中，满足患者期望的是服务提供者——医疗服务机构提供的经过资源配置后的医疗服务，在该过程中患者可接触到的是在微观就医中的医护工作者，接触不到的是医疗服务机构的保持支持系统，医疗机构的领导层们制定并不断完善各种制度，希望能保护患者安全，提高医疗服务的质量，让患者满意。在诊前、诊中、诊后的就医互动中患者的感知呈现 3 种基本状态：①患者得到了他想要的服务，期望与感知吻合。②结果远超他的期望，在这一段就医的旅程中得到了服务惊喜。③患者就医的期望未被满足，焦虑情绪的积累和对疾病及情境的认知差异导致情感受挫；就医距离、候诊时间、看诊时间、等待检查结果的时间等时间成本超出期望，可能增加焦虑的产生并导致情感受挫；费用超预期及其不透明性，使焦虑累积，进一步导致情感上的受挫。而患者就诊的显性需求——治病效果出现的副作用，必然带来身体的伤害，这一系列的效果未达到预期，形成期望差距。

二、信息不对称导致患者认知平衡失调

Heider（1958）提出了认知平衡的理论，指出人类的认知决定行为，当认知不平衡时会影响行为。如文献综述中所提到的，Luthans（2002）认为信息会影响认知。当患者无法获得足够的医疗信息时，会感到不确定和焦虑，因为他们无法了解自己的病情和治疗方案，对治疗和医疗结果的期望没有得到满足时，会感到失望。这种失望会被视为医生未尽到责任，进而对医生产生怀疑，甚至患者可能认为医生隐瞒了重要信息或不诚实，对医生更加不信任并感到愤怒。患者带着就医的期望而来，在就医的活动中又会形成新的期望结果，有些患者会超出期望，有些患者则会产生期望差距。医务工作有很强的职业特殊性，要求医生具有扎实的理论基础和丰富的实践经验，再借助现代化的高科技医学仪器，医生在疾病预防、控制、治疗方面的信息十分丰富；而患者未接受过医学专业培训，也无高科技仪器帮助，严重缺乏疾病的相关信息；医生与患者在医学知识上存在严重的信息不对称。患者来就医都有情感上被安慰的期望，在胡庆余堂的一位访谈患者在谈到容易引起不满的方面时提到"希望得到心理安慰"，如果在就医时没有得到心理安慰，就会在内心感到失落，但是这种失落的情感差距并不会表达出来，会与就医的焦虑一起累积叠加。一位访

谈患者在提起以前的一段去大医院就医的经历时，愤愤提到，医生对来自偏远地区和农村的患者态度不好，没耐心。用药方法、注意事项只讲一遍，再问就烦。患者就医的过程中，对疾病的起因、治疗方案、可能产生的费用非常关注，如果医生在诊疗过程中特别忙，或因为患者的方言、患者自身的语言表达能力及文化水平让医生觉得即便讲了患者也听不懂，患者虽选择了接受和理解，但积蓄了不满，容易在焦虑、怀疑、失望、愤怒等多种负性情绪累积下爆发，以至于产生严重冲突。这与Lamb（2002）认为的心理因素对消费者行为的影响与其他文化、社会因素对消费者行为影响不同，心理因素对消费者行为的影响会受到人们所处环境的影响，这是因为只有在特定的场合才会出现特定的心理反应。如坐在教室里把注意力集中在老师的身上，或坐在教室外面与朋友谈话，或坐在自己的寝室里看电视，这些会使人感觉到不同的刺激，并以不同的方式对这些刺激进行处理。虽然患者不等于消费者，但是在此处却有着较为相同的影响，患者在特定的场合和环境下由于信息不对称而形成对心理因素的影响，出现认知平衡失调。

医患矛盾到医患冲突的爆发，不是偶尔或一时的现象，而是多种因素累积的结果。如前文所述，医患关系是医疗活动、医疗情节、医疗片段等的总和。每个层面之间互相作用、互相反噬，进而对医患关系产生影响。冲突的发生，是若干层面上负性情绪的沉淀积累在某个活动层面上的反噬和爆发，体现形式主要为言语冲突或身体冲突上的攻击行为。就医中，从医患矛盾产生到直接冲突是患者及家庭负面情绪积累的爆发（图4-4）。

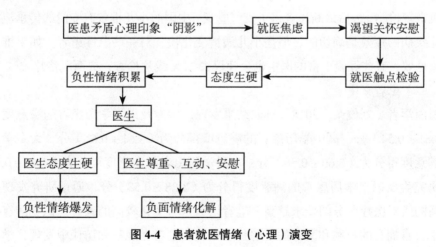

图4-4 患者就医情绪（心理）演变

三、服务过程中的信息传递干扰和阻滞

医护工作者在给患者传递信息时，导致患者接收受阻的外源即是传递干扰。传递干扰主要来源于：

（一）患者年龄

发病是极其个体化的，就诊患者也是异质化的。笔者通过对博厚医疗就诊的信息梳理发现，大于 70 岁的患者占比 40%，这类患者智能手机使用率较低，传递信息较慢。如果患者使用智能手机，会大量地接触互联网信息，中国有一批线上媒体专门为老年人做各种健康信息的传播，质量良莠不齐，但是很多老人信以为真。有些患者听信偏方而不去正规医疗机构就医，有些患者甚至自动停药。有些患者因为年龄和教育的原因，存在医生传递信息时听不懂的问题。在门诊上一位 86 岁的老年患者，穿着很干净，很有礼貌，她对医生说我耳朵不太好，听力受到影响，你只要帮我写下来就可以，我回去看着吃药。还有一位 76 岁的老年患者，在付费签字的时候，很吃力地写下了自己的名字，她尴尬地说我没读过几天书，不太认识字，一切都听你们的。也有一部分年轻人得病时先去网上问"百度医生"，然后再去医疗机构就诊，这时就会带着半信半疑的态度跟医生互动，这时的信息传递干扰比较大。一位 2 岁半女童的爸爸，来到门诊说，他的女儿咳嗽半个多月了，可是他不想给她吃药，觉得西药对患者身体有影响，在网上查询小儿推拿对儿童咳嗽有帮助，于是推拿了半个月，可是孩子还是在咳嗽，于是来找医生检查。医生建议给患者拍 X 线片，并抽血做血常规检测，最后诊断患者得了支气管炎。中国的小儿推拿有专门的传承流派，对小儿疾病的疗效是确切的，但是小儿病情变化快，对一些急性患者，如果推拿没有快速见效，有些经验丰富的医生也会建议去拍 X 线片检查，或西医治疗。

（二）患者文化

国内学者（刘俊荣，2018）研究结果发现，中专及以下学历患者的满意度得分为（3.81±0.54）分，高中学历患者的满意度得分为（3.61±0.61）分，大专学历患者的满意度得分为（3.60±0.56）分，本科学历患者的满意度得分为（3.44±0.57）分，研究生及以上学历患者的满意度得分为（3.28±0.58）分，通过研究发现，学历越高的人对医疗服务的要求越高。笔者认为这与文化较高的患者意识觉醒有关，与对于自身拥有的权利和义务的了解程度相关。笔者在观察和访谈中发现，学历较高的人不论收入如何，基本上都态度平和，即便不太满意也不会有较为严重的冲突，会采取投诉或其他方式表达不满。而郊区来的老人文化较低者，即使是在签字中不太会写字的患者，大部分都谨慎谦虚。此外，如瑞尔口腔的医生所说的那样，一些

人得病只想看中医，尽量能不吃药就不吃药，也有一部分群体只相信西医，绝对不喝中药。

（三）患者依从

笔者在采访一位医生时，医生讲了一个患者的案例。这位患者49岁，患有糖尿病、高血压病，2022年3月以后再未复诊，说他去其他地方了，到2022年11月，博厚医疗开启糖尿病患者通过物联网持续监测数据并提供血糖稳定的服务时，这位患者又回来了，他空腹血糖>18 mmol/L，在客服护士的耐心劝导下，他说他去看了一位中医（后来了解不是一位专业医生），那位中医告诉他可以不用吃药，他自己擅自停了降血糖的西药。笔者后来咨询过多位中医医生，专业中医认为如果糖尿病刚发病不久，可以通过中医对症下药，能起到稳定血糖的作用，但是仍然建议要根据患者的情况判断用药。这位患者没有听从自己长期就诊的全科医生医嘱，而且中途谎称有事离开。

（四）患者经济能力

随着中国经济的快速发展，高收入群体越来越多，奢侈品的消费数量不断增加，而这也是高收入群体增多的一个例证。同样这些能购买奢侈品的群体，在就医的选择上因为能调动更多的个人资源，在就医情境特征方面与普通收入者明显不同，对就医环境、医生背景的重视和选择都有更多的可能性，同样也有更多的要求，对就医的期望与普通收入者在情感、医术、经济方面的基本需求是相同的，但是期望更高，他们会感觉自己是消费者，想要享受到在其他消费领域一样的尊贵服务。同样我们看到在中国之外也有着相同的印证，Hart（1998）就英国国家医疗服务体系（NHS）的医疗服务描述中也写道，是公民还是消费者？已经充满自信和见多识广的少数人，作为消费者，将会在NHS所涉及范围的不断减小的过程中变得更加有信心和有经验，他们拥有更大范围的商业选择。这部分人往往经济上比较富裕，受教育水平比较高。

（五）外源影响

一位退休的女数学老师，2021年体检时发现肺部有结节，听人推荐去博厚医疗门诊找一名主任，喝了2个月的中药，正好赶上2022年秋天需要去住院，住院CT检测肺部时，结节变小，甚至快看不到了（来自患者口述）。这位患者一直对推荐人表示感谢，感谢他推荐了一位很好的医生。外源的推荐既会形成一个良好的促动作用，又会因为亲友或家属的劝阻形成一种干扰。然而，上文中提到的那位糖尿病患者，由于听从外面非专业医生的建议而擅自停药，也是受外源影响的一种。

四、服务过程中的信息传递阻滞

医生在传递信息时也会受到自身原因的各种阻滞。

(一) 时间受限

在访谈博厚医疗的一位医生时，该医生谈道，由于受时间的影响，有时一天需要接诊 100 个患者，看到外面还有很多人在排队，确实没有特别多的时间和患者去充分交流。只能在较短的时间里，询问好患者的病史、既往史，进行必要的检查后，就需要开出处方。

(二) 身体疲倦

在访谈的一位护士说，长年都是一样的工作，每天面对各类患者，日复一日积累下来的劳累，难免身体会产生倦怠，全凭着对这份职业的热爱在坚持，但是实在太累的时候，也难免对患者不能以最高热情对待。

(三) 专业壁垒

一名医生的形成在中国基本的教育是五年制本科，比普通大学专业会多一年，但是在中国大学毕业就可以当医生基本很难，还需要去考研究生，有些会继续读博士，有些会去做住院医师流转 3 年。而从专科医生转向全科医生的时候，则需要更加广泛地学习其他学科的知识。还有一些医生为了让自己知识更加全面，在中国出现了西学中，也有一些中医不断增加西医知识，对医生来说选择这样一个职业，就需要一生在学习中度过。一种疾病的形成或是发病机制，往往是复杂的，不是单一原因就能够解释的，在用药方面，须结合患者自身情况，考虑是否有并发症，如糖尿病患者，很多都有并发症，合并高血压心脏病，到晚期基本上肾脏都会受到损伤。当医生开具处方的时候，要综合患者的年龄及并发症的各种情况，还要考虑国家医保支付的范围，才能开出相对经济的处方。这一复杂的思考过程，需要在短时间完成，当医生需要给患者解释复杂的发病机制及并发症时，需要动用各种专业知识，有时短时间内患者是听不懂的，医生需要花费时间成本去讲解。

(四) 自我保护

自我防御是医护工作者们较为隐藏的一种职业内在共识。由于过多的监管和惩罚、患者的不理解和投诉，还有各种医患冲突的报道，医护工作者们不敢轻易冒险而是选择合规之内的不冒险。"医患关系的恶化使医务人员对患者心存芥蒂，出于避免医疗风险、规避法律责任、防范医患纠纷等方面的考虑，他们宁可采取最为安全也最为保守的治疗方案"（王晓波，2015）。一位非常有资历的权威专家告诉笔者，这样冲突的医患关系最终受损的是患者。她举了一个小例子，她在坐诊期间，由于一些新药新技术刚应用不久，患者半信半疑中就会觉得医生在过度医疗，医生为了不与患者产生冲突，就选择最保守的治疗，但是本来可以有一些新的机会，医生不敢冒险而少了更多的尝试机会。这与"柠檬市场"有一些相似性，购买者由于信息不对称不愿意出高价格而导致高品质汽车的退出，在医疗服务中由于信息不对称，患者不相信医生时，医生选择保守疗法而不愿意去冒险，最终患者损失更多的机会，是另外一种医疗质量的降低。

综上可知，信息不对称是影响医患关系的核心。从访谈和观察中笔者发现，患者有患者的期望，医生有医生的职业追求和各种不得已，医疗机构有医疗机构必须完成的管理要求和质量保障，三方存在明显的信息不对称，这些信息因为不对称而形成患者期望的差距，这些期望的差距进一步形成医患关系的状态。通过前面的归纳不难看出，患者与医护工作者存在信息理解上的差异化。患者希望情感上得到更多的安慰，但是医生认为治病是第一位的。患者希望医生讲得更透彻一点，医生则会让患者直接去做检查。在患者的期望与期望结果之间，处处充斥着信息不对称。由于患者受教育的程度不同，医学知识本身就是壁垒较高的领域，医患之间必然存在专业知识、认知水平的差异。一名医生要经过多年的正规医学理论教育、实践操作、成功与失败的体验，才能形成对一种疾病的认识。具有特殊专业知识技能的医生，自然处在知情者的优势地位，就信息而言患者群体对医疗专业知识则处在信息较为劣势的地位。但是作为医生对患者的病情往往也不能完全了解，患者由于自身文化的原因、方言的阻碍及碍于面子的病情隐瞒都是在临床诊疗中信息不对称的部分。从访谈中也可以看出，患者情感期望、经济期望、医术三方面的期望信息，与医护理解的期望信息存在不对称，而且在服务重点上排序也有区别，患者认为得到情感上的安慰是第一位的，如果因为医疗条件有限超出能力范围没治好病，患者是可以理解的。医生认为医术是排第一位的。从临床结果来看，诊疗的有效率是重要的，从医患关系来看，患者期望的是情感优先。由于信息不对称，患者心怀期望而来，期望不达目标就会形成期望差距，从而进一步影响医患关系。通过以上分析也可以看到，信息不对称影响患者的期望差距，期望差距决定医患关系的状态，期望有差距则患者不满意，内隐冲突形成，超出期望，则患者满意、医患关系融洽。

患者与医生接触是非常直接的人与人的关系互动，是信息、认知、行为的一系列活动组成。患者的认知会影响患者的行为，患者由于信息不对称产生认知平衡失调、情绪上的恐慌和负面情绪的累积。诊前患者的期望、诊中的医患信息互动、诊中信息和传递阻滞、信息传递的方式都在影响医患关系。医患关系是在医患接触的情节互动中累积而成的，如果每个情节触点的互动中患者的期望感知是满足的、愉悦的，累积的医患关系总和是和谐的。如果累积信息互动中患者的感知是不满意的、焦虑失落的，这种负性情绪的累积导致潜在冲突的形成，这种潜在的冲突会导致直接冲突的发生。在患者就医的诊前、诊中、诊后流程节点中都存在信息不对称，医生在传递信息时受到患者年龄、文化、地区等影响，同时医生在传递信息时也受到医生疲倦程度、时间有限、自我保护的阻滞。

第五章
案例实证：医患关系改善的实践

上一章笔者重点分析信息不对称对医患关系的影响，本章笔者根据前期的资料和归纳发现，这3家背景企业都在秉承着正确的医疗伦理理念，在企业成立之初就确定了正确的价值观，在企业经营中相关资料和访谈都显示企业是有社会责任担当的企业，同时都非常关注客户服务，有较好的客户关系管理能力。笔者将改善医患关系的相关要素汇总如下（图5-1）。

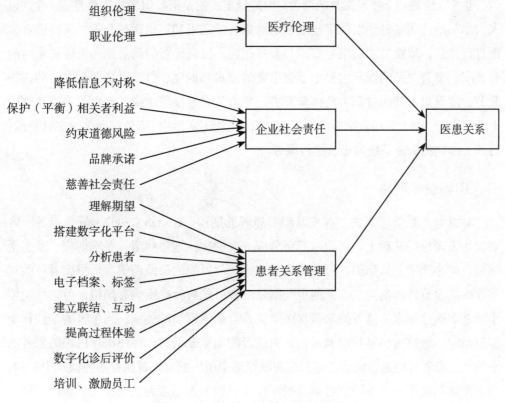

图5-1　改善医患关系的相关要素汇总

第一节　患者关系管理

客户关系管理已经成为描述一个寻求连接公司的各种以客户为中心的信息系统与跟踪服务单个客户整个关系生命周期的过程的通用术语。许多公司提供实现综合信息管理的技术解决方案。但如果管理者不能创造和提供一种与满足客户需求相宜的文化，技术将变得毫无价值。客户关系管理有许多定义，反映不同企业客户关系管理的不同范围。Palmer（2008）将其定义为：组织用来整合所有客户信息来源，以便其能够以更高的效率和效能满足客户需要的系统和过程。患者关系管理的理论来源于客户关系管理，但是由于客户是消费者，而患者是患者，从服务与被服务者的关系来说是有区别的，患者在就医时的状态与消费者时的状态是不一样的，身体的疼痛和心理的焦虑感，以及对服务者的期待是不同的，场景的体验感也是不同的。对医疗服务机构来说，在基于医疗伦理学的基础上，组织协调资源，实施一系列的以患者为中心的服务。笔者认为患者管理是以数字化的软件为一个系统化服务的平台，也可以说是一个技术工具的助力，但是最重要的是医疗服务机构要打造一个"以人为本"的文化基础，以数字技术驱动对患者的需求和期望进行分析，提高患者就医过程体验，增强员工的服务意识和服务技能，提高患者的满意度和再度需求时的首选率。患者关系的管理主要由理解患者的需求和期望、打造以患者为中心的医护服务、注重患者就医过程中的体验及提高患者的满意度等组成。客户关系管理理论上是组织行为学、市场营销学等知识的结合，在管理实践中，需要调动企业多种资源，打造一体化的服务系统对患者进行服务。

一、理解患者期望

对患者关系管理来说，首先要理解患者的期望。Bostan（2007）等在借鉴顾客层次相关理论的基础上，将就医期望分成6个层次：理想期望、要求期望、高水平期望、最小期望、低期望、可能的最低期望，"可能的最低期望"是指患者可能对治疗疾病没有任何期望。"低期望"则是患者可能对治疗疾病有期望，但这些期望小于基本医疗要求。患者的期望与医患关系有极为密切的关系，当患者的个性化期望较高时，医疗机构是难以满足的，而患者的期望较低时，即便医疗机构的服务水平较低，患者可能也会包容。笔者在文献综述中引用的安德森医疗服务模式中提到，患者个体的使能资源不同，可调动的医疗资源和个人愿意为之而投入的费用不同，会在就医机构的选择、期望上有明显的不同。随着中国的高速经济发展，人均收入、文化教育水平大幅度提升，社会分化较大。从观察来看，收入高、文化水平高的患者一般会选择高端的民营医疗机构，相对地对服务的要求也比较高，也有自认为是消费者，对医护工作者较为挑剔，如果去公立三甲医院，大多数患者会托人找专家治疗，自己会更多地搜索互联网医疗知识，所以看了专家也会再次求证，寻求其他专家确认。老人普遍重便捷性和价格，包容性更高，不太愿意与医务工作者发生直接冲突。如前文所分析，患者的期望高度归纳起来是由情感、医术、经济三部分决定的，背景企业的二手资料显示，这3家企业对患者的期望理解都非常重视，会有不定期的患者问卷调查和闭环评价。笔者看到博厚医疗专门开发了即时登记的寻药小程序，为了快速了解需求，每天工作人员将寻药小程序转发，患者可以将需求快速登记，以实现便捷服务，也有些患者怀有一些不合理的期望，就像访谈中瑞尔的口腔医生所说，木匠患者要求医生按他的画线治疗口腔疾病，这是不合理的期望，也有些患者要求医生承诺治好病，治不好就暴力对待医生，还有一些患者认为医生是万能的，甚至有一些患者认为医疗机构应该是公益的，最好不要收挂号费。对各种患者期望，合理的要尽量满足，不合理的要提前介入宣导，也有些机构称对患者的期望进行合理管理，也是患者关系管理的一项工作。患者的单次就医经历在情感上呈现惊喜的状态、愿意复诊等都是超出患者期望的表现，患者关系管理的目标是让患者期望超出预期。

二、搭建数字化服务平台

建立多渠道的联结及互动：背景企业博厚医疗搭建自己的数字化患者服务平台，从与患者接触的第一刻开始，便建立联系并保持互动。建立企业微信，患者愿意可以进服务群，可以提前注册医护百家平台的小程序会员，建立电子档案，也可以添加家属或亲友的信息，在档案内可以形成家族树，对遗传疾病和过往疾病会出现关联性。患者可以通过多种方式即时互动，保证就医的便捷性。

三、对患者进行数字化分析

（一）患者档案建立、标签化及数据分析

博厚医疗建立一个数据底仓多个应用程序端口的服务模式，对患者形成电子档案，在总部经过授权的人员对患者标签进行标注，可以对患者进行多维度分析，患者的年龄、性别、遗传、过敏、职业、疾病史，也包括患者的一些特殊需求，如这个患者曾经发生过不满，会在打标签时标注患者脾气大，前台护士在挂号时就会特别留意。通过预告的数据分析和标签，保障对患者的深度了解和细致化服务。另外

从患者的职业分析开始，为患者提供专业服务，如从博厚医疗的就诊数据分析发现，教师得甲状腺的数量较多，进而增加对这一群体的针对性服务；还有一类群体是警察，这类就诊数据分析显示，高血压发病率较高；律师群体失眠多，颈椎病发病率高；中年男性脂肪肝发病率较高。对不同种类群体提前进行标签管理，既有助于对患者提前进行预防干预，又有助于医护工作者有准备地服务。收入较低群体，对费用特别敏感，医护工作者提前知晓，做到心中有数，可将医患冲突提前化于无形。

（二）提前建立联系及服务内容宣导

从患者未来就诊前的联系开始，让患者在诊前开始了解企业的服务项目、医生的经验和技术水平、医生曾经的医疗案例、服务项目的收费内容、与疾病相关的知识。患者在诊前就对企业有充分了解，就医期望会愈加合理，有助于后期融洽的医患关系。该企业搭建在线、在院、在家的服务平台，可以实现视频问诊、送药到家及上门抽血检查、伤口处理、术后康复等项目。

（三）数字化诊后评价

医疗服务机构大部分都会在自己的宣传页上宣传以患者为中心，也都非常注重患者满意度，但是患者到底有多少是满意的，传统的服务模式是结束后像银行一样有一个评价选择，再结合一些年度的回访和问卷。博厚医疗为了全方位了解患者满意程度，除了回访和问卷外，开发了一个数字化的诊后评价系统，患者在每次就医后可分几种情况进行反馈，一种是收到短消息后回复相应的数字；另一种是扫描小程序，对在就诊的关键流程中接触到的人员进行评价；也可以进行整体评价，可以在当时评价也可以回家评价；还有一种是针对到家服务场景的评价，护士或康复师从患者家中离开后，收到主动邀请评价的消息进行评价。这样的评价系统好处是：数字化的评价系统有利于分析，可以快速反应；对医护工作者是一个很好的督导；患者整体的体验感好，能够体会到服务机构的管理层对患者的服务是重视的，从而感觉是安全的。

四、提高患者就医触点体验

更好的患者体验有助于将医疗保健组织与竞争对手区分开来。关注患者体验可以提高临床质量并降低成本，提高员工满意度、医生参与度（Borkowski等，2020）。虽然患者期望可以被描述为对特定事件可能发生在医疗保健期间或作为医疗保健结果的预期，但患者体验代表对医疗保健就诊或住院的直接个人观察。因此，人们期望从他们的医疗保健中获得什么，与他们在实践中实际接受的观察（"经验"）相比，会影响患者对他们的护理评估（"满意度"）。因此，护理提供的所有组成部分，如临床护理、护理团队的文化、组织的运作及组织中与患者互动的每个人的行为，都会影响患者的体验（Mortensen 等，2020）。

服务触点即患者体验，患者体验与患者的满意及医患关系的形成关系是直接地认为活动、情节、片断和关系构成顾客关系的总和。服务过程关键点体现的是患者就医过程中的服务体验和感知，即活动、情节、片断构成的关系（Grönroos，2015），衡量客户服务感知就是衡量服务质量（Medberg 等，2020）。如图 5-2 所示，服务过程中，一系列的活动累积组成情节，若干个情节累积组成片断，多个片断累积组成关系。关系是一系列活动的总和。活动是服务关系中的最小组成单位。若干个服务情节可能相互包容，一个服务情节可能同时也是其他服务情节的一部分。从关系质量模型中（图 5-3）可以看出服务是如何在情节层面被感知的。

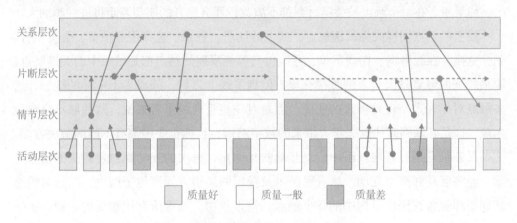

图 5-2　关系质量模型：关系中交互的层次

资料来源：克里斯廷·格罗鲁斯关系质量模型图

患者感知服务质量总和										
体验	就医际遇（片断）			就医际遇（片断）				就医际遇（片断）		
关键时刻	医生诊断			检验化验、CT、超声				输液、护理		
	情节			情节				情节		
接触	查询	预约	挂号	停车	导医	充值	电梯	候诊	缴费	退款	抽血

图 5-3　医患关系质量形成的动态模型

患者对服务的感知存在于活动、情节、片断和关系的任一层次上，不同层次上患者服务感知的累积，在特定的时刻形成患者总体的服务感知，而这种感知也会在特定的时刻反映在具体的服务活动或情节上。如患者在活动层次上对服务的感知会反映到情节的服务感知上，而高层次的服务感知，如情节层面的服务感知也会对低层次（活动层面）的服务感知产生影响。高低层次之间形成一种互相作用、互相影响的关系。患者会通过服务过程中服务情节的感知，形成自己的就医期望和对医疗机构的印象。相同层次的服务感知也会有差异，这种差异会对上一层的服务感知产生影响。如果某一层次的服务感知是差的，那么它会对之后高层次的服务感知产生消极影响；如果某一层次的服务感知是好的，那么它会对之后高层次的服务感知带来积极影响。在负面的就医情境下，患者很容易被消极情绪感染，非常悲观，极易做出失控的行为；在积极的就医情境下，受到积极情绪感染的患者，心态乐观，能够信任并配合医生，获得较好的就医体验。

患者的关系感知总和，是在就医的每个触点和关键时刻的信息互动中累积形成的，如果患者在每个触点及关键时刻都不满意，那么患者的期望差距将进一步加大。

线上的触点同样成为就医触点，线上的注册、登录、选择服务项目、会员积分、积分兑换、在线咨询、在线下单、在线付费等一系列的触点都是就医中的关键触点。原来线下的触点是人与人的直接交流，但到了线上之后，就成了不一样的接触，这些触点对年轻人来说是极大的便捷，但是对一些年老的患者来说，这些触点会略显生疏，这是互联网时代给老年人带来的数字鸿沟，目标企业中都有不同的解决方案。

服务触点是患者在就医中信息互动的具体化，每次的互动都包含就医的情感互动、经济互动和医术互动。患者对医术及费用的期望主要聚焦于医生，但是对情感的期望却包含在医疗机构中的每个触点，是人、物、场等所有接触到的一切。医护群体的情感支持一致，患者在情感中的感知是积极的，任何一个触点中的医务工作者态度粗暴、冷漠都会降低患者的就医感知。这些关键的触点构成患者就医的关键体验，每个触点的互动都形成下一个触点互动的感知累积。在每个触点的互动中都体现医护人员的情感交互、费用讲解、用药指导等活动，这些触点的交互中往往是费用、医术、情感同时交织在一起的。患者就医的期望是综合性的，医护人员的服务是各个细节活动的交织，患者就医时的疾病分多种层次，对非急症的患者，往往对费用与情感最为看重，这些费用的讲解与医护人员积极情感的支持贯穿于每个触点中。笔者认为一系列的关键触点就是医疗服务中患者体验感知的触点，每个触点都是信息的一次互动传递。患者在服务触点的接触感知到的信息总和构成就医的感知信息总和。这种感知信息总和即是顾客在这一次就医过程中的顾客关系总和。

五、提高信息互动中的医生能力

（一）医生共情能力

共情是医生理解患者、尊重患者重要的一种交流及治疗方式。医生只有理解患者，倾听患者诉求才能进行诊疗。在中国，中医有一套自己的独特问诊理论，讲究望、闻、问、切，医生在看病的时候会先观察患者的面部颜色，中医相信面部是脏腑内在的反应，面部发红有可能是肺热，脸色发白可能是气虚，鼻梁骨最高点发红有可能是肝脏火盛等。中医通过观色而了解信息。通过切脉了解患者的内部机制运作，中医讲不通则痛，通过切脉了解六经运行状况。全科医生则会通过一套门诊的诊疗规范，询问发病时间、发病症状、饮食、情绪、睡眠等基础情况，通过触诊、血压、体温等基础检测，然后判断患者接下来需要的进一步诊疗措施。一位医生说，患者就医时由于本来医学知识就少，而且加上疾病导致的疼痛、焦虑，这时非常需要得到医生的共情和安慰。医生要通过共情去超越自身而进入患者的内心，才能把握主观症状，从而体验患者的感受，能倾听患者对病情的描述，患者内心的焦虑、恐惧、痛苦等，医生通过共情让患者感受到被理解、被尊重的愉悦感，从而对医生产生信任，更愿意放开自我的倾诉，让医生可以了解更多。我们从前文患者的就医期望中可以了解，患者非常期待得到医生的尊重和理解，医生的共情能力是对患者就医中情感期望的满足。

（二）医生互动能力

患者来看病，最直接的期望就是看好病、伤害小、副作用小、能健康生活。医生技能的高低，对患者就诊目的的实现或实现程度起决定作用，也决定患者对专业医疗服务的期望能否得到满足，医疗服务的保证是"技术"。笔者通过对博厚医疗的两家诊室进行观察，发现医生在医患互动中包含医术互动、情感互动。尤其以情感互动为主，包括医生的关怀、安慰、耐心、解释等。一名好医生的问诊是一气呵成的，患者在愉快中完成就医过程。医生信息互动是服务活动中的关键因素，只有有效地进行互动，才能完成信息的传递。有效的互动需要一定的技巧。细心倾听、换位思考和开放式回答都是良好交流互动的技巧。有效的互动可以缓解患者因疾病带来的疼痛和精神压力，得到更佳的临床治疗效果；有效的医患互动是信息充分分享的前提，也是避免冲突发生的途径；有效的互动可以逐步消除患者对有争议诊断结果的误解。善用交流技巧可增强医患群体内部沟通的有效性。在医护互动过程中以患者为中心，放下防范和戒备的心理，主动与患者交流，认真倾听患者的陈述和意见，尽可能地使患者了解自己的病情、具体的诊疗方案和预期的疗效，引导和鼓励患者参与诊疗方案的制订，提供不同的诊疗方案，并告知每个诊疗方案的利弊，帮助患者选择最优的治疗方案。通过坦诚交流，消除患者的担忧和疑虑，让患者对其疾病的情况及当前的治疗水平有正确认知，修正其过高的就医期望到一个合理的水平。良好的医患互动能够增强医患之间的关系，有利于提高诊疗效果，有利于避免、减少甚至及时纠正医疗差错，促进疾病早日康复。塔尔科特·帕森特（1951）指出医患关系的角色关系，医患关系存在几种模式，医患关系的权威关系在近代逐渐演变为医患合作模式。医患合作模式是一种就医场景中医生与患者就病情治疗的合作模式。不仅医生要讲解，而且要调动患者的合作、互动、参与。

患者就医的核心目的是看病，"病"的本身包含心理疾病和身体疾病，有身体的疼痛和心理的焦虑。从有医学以来，就医的核心参与者只有患者和医生。医生是整个就医服务的核心，医生的服务互动能力是患者就医的核心感受。一次好的医患互动包含医生对患者疾病信息、心理信息的倾听，理解患者的诉求和焦虑状态，医生的信息传递能力可以很好地调动患者的参与。在医患关系模式中，从权威关系模式到医患合作模式在不停地演变，患者的发病状况不同，医生们须灵活应变。对无法说话的患者，医生需要快速地征求家属的意见进行诊疗。对精神恍惚的患者，医生也要当机立断做出医嘱。在观察中见过博厚医疗的一位86岁的居家患者，患有阿尔茨海默病，躺在床上。在大家都觉得患者听不懂时，宋医生会一直从对患者打招呼，说嘱咐，到最后道别，完全按照正常接诊的流程走完。有人会问需要这样吗？患者脸上那么默然，似乎听不懂医生说的任何话，医生说患者只要有一点意识，我们也要给予极大的尊重，而且根据专业判断，患者是有意识的，中途断掉流程时，患者会关闭开放的接纳意识，向好的可能性更加微小，这是这类疾病康复时调动患者的宝贵经验。虽然医患的互动模式有时与患者的疾病情况相关，但是医生的互动能力，调动患者共同参与的信息共享是一个非常好的方向。

笔者通过前期的观察和访谈，将医生的服务互动能力见图5-4。

（三）医生专业能力

医生的专业包含医生的综合专业水平，有临床诊断学、药学、营养学等综合知识，医学是一门复杂的科学，医学知识对各科室的医生知识层次不同，如内分泌科的专科医生对糖尿病、痛风、甲状腺等与内分泌相关疾病知识的专业程度更高，但同时与该类疾病相关的药物动力学需要熟悉，如哪些药品是通过肾脏代谢，哪些药品是通过肝脏代谢，同时医生还需要对前沿的临床进展有所了解，如新的检测标志物的变化，并发症导致的各种因素。在治疗时要综合考虑用药，但是对医生而言在临床决策中有一个难点是需要同时考虑经济性。这是在医患关系中最为敏感的部分，

医生形象	医生行为	医生专业性	医生公正性
— 干净整洁，头发不凌乱、面容不浓妆； — 着工作装，衣服没有污垢、佩戴工作牌。	— 有礼貌用语，有手势请患者坐下； — 对相熟悉的患者称呼亲切； — 能记住患者及患者家属的病情，让患者感觉温暖； — 愿意倾听且不打断患者诉说病情； — 能理解患者的痛苦和焦虑； — 能用肯定的语气给予患者信心； — 能用温柔的声音安慰患者； — 犯错能诚实地道歉； — 看病时尽量不接电话或能很快挂掉电话。	— 能耐心向患者解释可能的发病原因； — 能告诉患者各种检查的目的； — 能告诉患者治疗方案； — 能征询患者关于治疗的意见； — 能告知患者可能的风险及副作用； — 能告知患者可能需要的费用； — 治疗中会对有效性及费用进行均衡； — 能为患者转诊或发起联合会诊。	— 没有对熟人比正在就诊的普通患者热情； — 没有插号行为； — 通过专业知识治疗疾病。

图 5-4　医生的服务互动能力

要考虑到医保是否报销、患者是否能承受，便宜的药品患者负担轻但是有可能副作用大。笔者曾经访谈过一位医生，他讲道，如对一个失眠患者，普通的安定药非常便宜，但是这些安定的药效作用久，持续 15 h，患者会产生宿醉感，很多老年人的骨折由这个原因引起，早晨起来还晕乎乎的，在房间里走动会摔倒导致骨折，而骨质疏松的老人骨折后又很难恢复起来。但是患者因为失眠问题就医时，会选择要一个便宜的安眠片吃，还是因为考虑费用问题。还有一些患者认为没必要做某些检查，如一个糖尿病患者每年必须监测糖化血红蛋白，通过这个检测可以看到糖尿病患者3 个月的平均血糖水平，比指尖血糖的准确性高，有时患者不理解，我测了指尖血糖，为什么还要再做一个糖化血红蛋白，你们是不是想多挣我的钱，所以医生诊断后的处方决策与经济性的均衡，对医患关系极其重要。

医生拥有专业知识，医学的专业知识形成信息壁垒。医生在诊疗时需要用自己的各类医学知识，综合研判病情及用药。由于专业的医学知识所形成的信息壁垒，当患者产生不确定和面临高风险时，为了规避风险，会寻找熟人帮助，或另外再找医生进行再次诊断。

六、改善信息传递的方式：态度与耐心

Luthans（2002）认为，态度这个词经常用来描述和解释人们的行为，态度可以被定义为一个稳定持久的、以特定方式感受事物和做出行为的倾向，人格和态度都是复杂的认知过程，区别在于，人格通常被看作整体的人的特征，而态度可以作为人格的补充。态度可以被分为 3 个基本成分：情绪、信息和行为。情绪劳动力（emotionallabor）这个词是最近几年出现的，它表示要求工作中的人超越他们的生理和精神上的影响工作。在很多服务工作岗位上的人们被要求甚至必须以人际交往的方式而不是以个人的自然感受表达情绪。几乎所有与客户、患者或来访者打交道的工作都有这样的例子。在服务的实践中，医疗服务工作者在服务中的工作态度、沟通方式、信息传递中的情感介入都是至关重要的。如 Heppell（2017）对服务者所说："你们都是人，你的客户也是人，服务就是一个人与人之间的互动，人是充满矛盾的个体，是敏感、情绪化并且会先入为主、预设期望的混合体。"这就是服务的特性，医疗服务是在特定的场景内人与人基于一个共同目标下的互动。在这个互动中，信息需要充分传递达到相互理解，但是传递信息的态度是患者极其看重的，患者满意的一个态度往往是体现在耐心上。

在笔者早期的访谈中，有很多患者在谈到过去在一些大医院的就医经历时表示，有的医生太忙，都没时间正眼看一眼患者。有些是因为排队的患者太多，医生机械化地看完病历，马上就开药，有助理的交给助理讲解一下用药，有些没有助理的直接开完药患者就得离开，稍微问几句都很不耐烦，因为医生实在是太忙，一个接一个的患者，甚至连吃中午饭的时间都没有。可是对患者来说，我跑那么远的路过来，就是希望能得到医生的尊重和理解，如果医生根本没有时间倾听我的病情，我怎么能确保医生全面了解我的疾病。笔者在瑞尔口腔观察时，发现瑞尔口腔的医生都非常有耐心，会耐心地听完患者描述，然后重复患者描述，这样的信息传递患者接受程度很高。访谈中一位医生说虽然医生精湛的医术会增加患者战胜病痛的信心。但是，医生不能只把医术当技术，医生的技能应该是多角度的，医生通过自己的能力，调动患者参与，提高信息的传递有效性。如从对患者的问诊来说，中西医问诊方式则不同，中医讲究望、闻、问、切，看面相、看舌苔、问诊与切脉，综合判断，好的中医会详细询问发病时的季节、发病的过程等，从而推断疾病产生的原因。西医要求问诊、听诊、触诊都是医术的基础，中医通过切脉与患者互动，西医通过听诊、触诊与患者互动，调动患者参与信息传递互动。访谈中济南瑞尔门诊的主任介绍：

我们的医生现在基本上都会花诊前十几分钟的时间对着X线片给患者讲。这个只有医生去讲是效果最好的。瑞尔的一位负责人介绍说，民营医疗的医生可以花十几分钟为患者讲一个X线片，医生的专业知识是没有问题的，重要的是体现医生愿意为患者讲解的耐心。济南瑞尔的一名门诊主任认为，患者基本上都是抱着一个想要看牙的意愿过来，然后你只要在之前把这些相关问题都跟他阐述清楚，每做什么步骤收多少钱，我为什么要这样做，然后患者基本上都能接受，只要医生有足够的耐心去传递治疗中的信息，患者的接受程度会比较高，进一步降低诊中信息不对称，促进医患关系的融洽度。

> **备忘录：一位50岁左右的全科女医生接诊观察**
>
> 患者进入诊室，医生用手势请患者坐下，面带微笑地询问病情，问患者觉得怎么不舒服？患者自诉发病过程及原因。患者自述在家门口路过一个自称是某科学研究院的一个卖保健品的机构，在路边做超声，为她做了超声检测，超声的检测报告显示心脏二尖瓣膜损伤，让她极为惊慌，超声检测人员建议她吃保健品辅酶Q10，她没有买，但是回家后非常担心，晚上出现胸闷症状。医生给予详细听诊，一边听诊一边与患者亲切交流。又给患者做了心电图，从心电图检测结果看，心脏功能不错，但是因为患者非常担心，担心自己会得血栓，又因为患者自行停了他汀类药物，导致胆固醇较高，医生又给开了对应的血液检测报告，对心电图又做了细致讲解，当下看问题不太严重，耐心嘱咐患者不用太担心，有时间可以转诊至上级医院住院检测和治疗。
>
> 患者在药房窗口交款时，笔者替患者询问了一下辅酶Q10药品的价格，进口的德国卫材的辅酶Q10，每盒30元左右，可以用药10天左右，1个月用药花费90元左右。国产的1个月用药花费30元左右，在路边给她推荐的保健品1个月花费在300元左右。

这个患者是受保健品销售机构超声检测结果的影响而导致心理焦虑，在准备购买保健品前先来医疗机构进行诊疗而避免受骗。笔者对患者进行访谈，患者表示对医疗机构非常信任，对这次就诊的医生非常满意，对机构内的整个服务流程都很满意。

通过这个备忘录可以看出，这位医生对患者进行详细听诊、仔细分析患者的检测报告、详细倾听病情，又细致地解读心电图，耐心地叮嘱患者，安慰患者不用太担心。这是一个观察中极为普遍的医生看诊现象，医生和蔼亲切，始终用一种严谨专业的态度看着报告，用心倾听患者述说病情，耐心解释，并不断地给予患者关怀和安慰。在这个患者的诊疗互动中，医生通过观察、引导，层层递进，让患者逐渐放下焦虑，达到良好的就医效果。

笔者从一个慢性病医生对患者的电话回访中发现，患者面对医生时存在隐性的信息未能表达，如一个糖尿病患者复查时空腹血糖 9.6 mmol/L，医生会非常耐心地问患者怎么血糖升高了，最近吃什么了吗，患者会说没吃什么呀，反正就是高了啊。那医生会带着微笑半开玩笑地、充满鼓励地继续询问，那你继续说这一周都吃了些什么啊，患者感受到医生的关怀时，就会放松下来说可能前天吃饺子时多吃了几个，可能昨天又多吃了两个苹果，可能昨天中午又多吃了一个地瓜。其实就是这一周没太控制饮食，医生通过情感的关怀让患者放松，也是信息传递中极其重要的一种方式。

情感是信息传递的关键方式。Bensing（2002）等通过研究发现，情感行为似乎是决定患者满意度的最重要因素。"医患沟通中存在两种不同的沟通行为，即指导性沟通和社会情感沟通。前者是以治疗（cure）为取向的，后者是以照料（care）为取向的；前者以信息的认知为主，后者以社会情感支持为主"（尚鹤睿，2011）。"护理即是关怀，关怀的基础是一系列普遍的人文利他价值观。人文价值观包括善良、同理心、关心，以及对自我和他人的爱。任何护士—患者的相遇都可以被视为一个充满爱心的场合，其中可以创造和体验'关怀时刻'，这取决于指导护士的意识，一个充满爱心的时刻超越时间和空间，并继续作为护士和患者更复杂的生活模式的一部分。"（Watson，1997）"关怀包含有宽容，从一个医疗保健跨专业的人类关怀的角度看，是在见证彼此的经历或故事，并拥抱和平、希望和感激。医疗保健专业人员每天都要面对患者的痛苦，这可能导致不同的感觉。人类的关怀是为了创造一个工作环境，让个人可以不加评判地承认和处理积极和消极的感觉。宽容是赋予自己智慧和自由，去承认自己和他人的感受，理解彼此的观点，并不带评判地处理我们的情感。"（Watson，1997）笔者在观察和访谈中发现，关怀内在是一种对医护职业的崇高美德和情感，对外体现出一种让患者感受到的关怀，这些关怀体现在特别细微之处，是一些极为细致的细节。每个医护工作人员都成就一个环境，她们亲切的、真诚的一个笑容、一个关怀的动作成为一道风景，同时创造一个关怀的氛围。

Schnitker（2012，2021）认为耐心具备 3 个要素，即努力、容忍和接受，而耐心还具有认知和情感方面的特性。这表明耐心不是先天性的，而是后来获得的条件。Schnitker（2012）指出，耐心具有情感和行为特征，区分并评估各种情况下的耐心，并编制三因素耐心量表（3-factor patience scale），该量表涵盖耐心的 3 个维度：人际耐心、生活困难事件的耐心和日常琐事的耐心。在患者需要的时候，医生应该向患者表示支持，他们是来帮助患者的。商业因素不应该掩盖医患关系。医生要同情患者，并耐心地同情患者。如果没有耐心，患者对医生的所有信心都会失去，不管名字背后的著名标签。关怀与耐心是医护工作者们的伟大情感，就医互动中，信息的传递是极其重要的，一种好的充满情感的传递方式能让患者得以安慰，让信息得以信任。

在访谈中，多位被访者认为，耐心是处理医患关系的关键。耐心反映医护工作者内在的一种美德和情感，在有限的时间里和繁重的工作目标内，仍然愿意为患者付出极大的包容，同时将这种情感外化为一种工作行为，体现在与患者的互动交流中。医患互动中患者更多的感受是渴望得到更多的信息，可是很多时候医生很忙，没有时间去传递信息，而这样给患者的感受就是医生没有耐心。

访谈一位姓代的门诊管理者时，她说道："患者在医保报销费用方面有很多不懂之处，我们家这两个药房，就要求工作特别细致，哪一部分是自付的，哪一部分是需要报销的，就会有很多人不懂，要耐心给他们解答，基本上老年患者这块都能解决。只要在每个流程上工作人员有耐心，患者就是满意的。"

但是在中药方面，因为有些患者比较着急，认为中药比较慢，吃五六副他就觉得不管用，然后你要耐心地跟他解释，每个人的体质不一样，中药的反应是不一样的，不满意基本上就扼杀在摇篮里了。

此外，有些患者有时比较难缠，在患者情绪激动的时候，他们门诊的两位医生都比较有耐心，选择不吱声，然后基本上都选择让患者发泄完，耐心地等患者发完火后，医生会说您说完了，我来说两句。如一位患者在对药品价格进行比较后，对价格产生疑惑，这位医生在患者发完火之后，耐心地跟他说，您首先来看一下药品的厂家是不是一家，小厂家的药跟进口的二甲双胍格，价格肯定不一样，只要你有耐心，患者往往是只要你能耐心地解释，最后患者都是满意的。

某医院一位姓隋的院长说："很多患者，尤其一些患有慢性病的老年人，经常晚上打电话，我们都很耐心地给他解释，最终建立起了信任。"

访谈中一位姓孙的女院长说道："对老年人，我们会很详细地告诉他药的价格是多少钱，报销完是多少钱，你需要付多少钱，对有些老年人我们都会说两三遍，他们认可后才收费。如果他对这个费用有疑问或不认可，我们是不会给他收费的，会给他耐心地解释。"

医护人员在空间和时间资源都较为有限的情况下，既要忍耐包容患者医学知识的缺乏、对病情的恐惧及对各种费用和医务人员情感的质疑，又要在有限的时间内完成较多服务患者的目标，在不断平衡各种资源的同时，抱有极大的耐心去对待患者。耐心的对立面是不耐心，只要医务人员的表情、行为出现任何患者可识别可感知的不耐烦，患者的情绪会受到影响，从而会影响患者的行为。反应—行为是社会心理学的重要基础，在医患互动中同等适用，医护工作者内心的情感外化为对外的反应时，既感染自己和同伴，又传导给患者，患者由此而做出的反应，形成医患之间的互动，良好互动的累积形成良好的医患关系。

医患关系中信息在医患之间互动流动，信息是冰冷的，但人是有情感的，信息需要用情感去传递，耐心地传递情感让医疗服务有了温度。

七、服务及时补救

患者的期望有差距时，就要对患者进行及时安慰，如果这种期望差距形成实质性的冲突，需要进行及时补救。博厚医疗的一位区域总监介绍道，公司平时会以座谈会的形式了解患者的需求并及时满足。济南瑞尔的门诊经理介绍道，患者在情绪爆发的时候，他是有诉求的，这个时候我们还是要跟他聊，心平气和地跟他聊，先解决情绪上的问题，再解决他的诊疗需求，问有什么样的需求？我们就是当医生跟患者产生冲突的时候，就不让医生再出面，我们是第三方的人去解决这个问题。门诊的副总补充解决时效等的相关规定，要求 24 h 之内解决客诉。要是 24 h 后沟通肯定就晚了，我们一般要第一时间解决这个问题，因为客诉分 A、B、C、1、2、3这 6 个等级，不同的客诉我们由不同的人员处理。上海瑞尔门诊主任指出，即使有问题，在 24 h 内或在就诊过程中，我们也会了解并进行解决。这也在识别和补救的时限上进行限制。上海瑞尔的一位区域总监介绍道，有一次跟客户口头沟通的价格是需 250 元 1 颗牙，患者理解为 250 元 4 颗牙，由此患者产生不满。后来改为表单报价，客户直接打对号（√）选择就可以。及时地补救，简单明了，避免误解，也节省医患沟通时间，可以把节省的时间用在病情及诊疗方案的沟通上。另外，医务人员的工作压力有一部分来源于医疗投诉或诉讼，患者维权意识增强的同时，医疗投诉、诉讼的发生率也随之提高。直接因医疗技术导致的投诉、诉讼只占总投诉的一小部分，更多的是由于医生缺乏沟通意识或沟通技巧而引起。伤害发生后，患者一方面希望了解伤害的原因，另一方面更希望看到医生处理事件的积极态度（Calvin等，2018）。服务的及时补救可以快速地弥补患方的期望差距和心理损伤，对被投诉事件中的医务工作者也是一种心理压力的及时止损。

八、给予员工培训、激励、安全保障

建立内部学习成长中心：博厚医疗在引进 ACHS 认证服务时，一位国际顶级医疗的服务认证官第一次来青岛评估时对管理层的询问是，如果你们的护士不笑，患者会笑吗？这是一个简单的话语，但却是一个值得企业领导层深刻反思的问题，如何善待员工、理解员工。博厚医疗在引进国际医疗服务认证的同年，开启自己企业的学习成长中心，旨在提升员工正确的价值观、服务意识、自身的心理能量、临床知识和各种通用技能。同时企业内部最好建立扁平化的内部互动系统，一个真正高效运转的医疗服务机构，首先内部是扁平的，员工是可以快速反馈建议的，也可以把患者的不满快速反馈到领导层，只有内部是开明的、扁平的，员工才敢于发言及时反馈。其次形成内部多维度的晋升机制，从医患关系角度评价，对患者年度表扬较多的员工要给予多重奖励和提前晋升机会，尊重和激励的机制调动可有效缓解医生的疲倦和自我保护。再次为医生和护士购买医疗责任险，让员工在一个安全的执业环境中工作。最后对员工的错误有一定的包容性。如 M. Ginter 和 W. Jack Duncan（2013）所说"当你生病的时候医院是伟大之所，不幸的是他们也会被日常的错误所困扰。据估计，美国外科医生每周做错手术的人或身体部位达到 40 次。许多问题源于现代医学的复杂性"。医生是人不是神，医疗服务质量是一个系统，需要不断地提升，但是人就有犯错的可能，对人需要有一定的包容性。

九、患者关系管理实践备忘

当期望超出预期时，患者的单次就医经历在情感上会呈现惊喜的状态，进而愿意复诊和向其他患者转介绍。博厚医疗的一位区域总监介绍，患者治疗完毕回家后，打电话回访患者恢复情况。另一位区域总监以真实发生的事例进行讲述："大叔推轮椅带老人看病，需要做心电图和 B 超检查，腿脚不灵便，大叔也年近 70 岁，正在犹豫怎样能把老人带去做检查呢？我们的小伙子看到后与大叔说，'大叔您别着急，我来背奶奶去做检查吧'。就这样小伙子把老人送上去又背下来，大叔和奶奶说，'亲孙子也不过如此'。现在老奶奶虽已过世，但是大叔心存感激逢人就夸。像这样的小伙儿我们不止一个哟！我们还有一大波优秀的帅气靓丽的医务工作者。"以下笔者记录几个备忘录可以作为超出期望的例子。

备忘录 1：护士背着患者回家

讲述人：博厚医疗门诊的一名 25 岁的护士。

许奶奶开完药之后突然觉得有点不太舒服，护士准备用轮椅推奶奶回家，但是当时没有借到轮椅，护士选择背奶奶回家。送回家后这位奶奶非常感动，觉得护士就是她的亲人。

　　笔者访谈这位护士时，护士表示当时的动机非常单纯，突然想到自己的奶奶，如果我的奶奶生病不能回家，她会选择背回家，她把患者当成自己的奶奶。这也是博厚医疗长期坚持的"视病为亲"服务理念的内化。那位患者从不好意思接受到接受，最后内心把护士当作自己的亲人。这样的服务远超患者的期望。

> **备忘录 2：雨中护送患者回家**
>
> **讲述人：博厚医疗高级管理者**
>
> 下雨天，家属一个人没带伞推着奶奶来店里看病，家属决定冒雨回家，我们决定送老人回家，老人回家的路途比较远，穿过两条大马路和小区。一路上一手需要帮忙一起推轮椅，是个大上坡，一手拿着伞，不能淋着奶奶，还不能淋着家属，伞的面积只能够两个人，所以自己湿透了。穿着工作服，里外也都湿透了，一路上奶奶直说感谢的话，虽然雨水很凉，湿透衣服，但换来的是奶奶和家属对我们的肯定，我们觉得很值得。

　　这个备忘录中讲述者是一名注册护士，在博厚医疗工作 6 年，因为服务理念、学习能力、工作成果都得到博厚医疗管理层的认可，从一个普通的岗位逐渐被提拔为一名区域总负责人。这是她在巡查一个门诊时碰到的一个诊后患者，因为被患者儿子的孝心感动，也因为对职业守则的恪记，更因为博厚医疗长期服务理念的内化，她和另外一名医生，宁愿自己湿透衣服，都坚持把奶奶送回家。在雨中送患者回家，虽然超过工作本身，但是从服务中更加找到自己的工作价值，同时完全超越患者的期望，使患者十分感动。

> **备忘录 3：一封大红纸写的感谢信**
>
> **讲述者：张医生**
>
> 2020 年 6 月 5 日 18:30 左右，我们依旧在接诊，突然接到小区内沐沐姥姥的电话，得知沐沐小朋友在家突发高热，惊厥抽搐，失去意识。家中只有患儿的母亲和姥姥，急忙联系我们寻求帮助。安顿好最后的几位患者后，我们火速跑到患儿家进行急救，患儿口唇发绀，四肢僵直，惊厥抽搐，两颊鲜红，高热不退。在紧急进行退热治疗后，患儿慢慢恢复意识，考虑发热病因复杂，遂提出带患儿到上级医院进一步检查处理。患儿母亲和姥姥均体弱，我们一边让患儿母亲通知其父来医院会合，一边让患儿姥姥带好患儿所需物品，我们一路上抱着孩子，火速打车赶到上级医院。患儿母亲和姥姥的情绪已经因为患儿的病情非常悲痛着急，考虑到病情需要准确地描述和两位女士的体力问题，到医院后我们全程处理，帮助患儿各种问诊、检查、化验、缴费

及输液。21:00，患儿退热，精神恢复，得到医生许可后，我们方才离开医院。

这则备忘录是笔者在整理二手资料时看到一封大红纸写的表扬信后访谈这位医生。这位医生是一名中西医结合专业医生，师从国家名医，是新九针的新一代传人，平时擅长通过小针刀针灸，并根据患者需要辅以中草药为患者进行综合治疗。张医生医术高明，每次在门诊出诊时，人还没到患者已经等了很多位，经常因为看病耽误就餐。新冠病毒感染疫情时积极抗疫，深入一线，义务服务，是一位医术好、服务好、有担当的好医生。这则备忘录只是该医生众多服务过的其中一位，这类的服务是完全超越患者的期望。医护工作者因为近年来的恶性医患事件而产生一种恐惧心理，有时明明要去救人，但是犹豫了，我守着工作内的制度，不会犯错，我离开医疗机构跑到家中去治疗，患儿本身情况危急，如果治疗不当，还有可能带来负面作用。但是在生命面前，在呼救面前，张医生和他的助理没有犹豫，火速跑到患者家中进入急救，又全程陪同送去上级医院检查治疗直至患者退热后回来，不会顾及21:00还没有吃饭，吃饭在那时已经是最为不重要的细节。这样的服务超越博厚医疗的制度本身，是一名医生对一份职业的崇敬守护，是一份医者不变的医者仁心。这些服务都远超患者的期望。患者写信感谢，做锦旗感谢，道不尽的感谢情意，这样的医患关系是极度和谐的。

小结：患者关系管理理论来源于客户关系管理。患者关系管理是一个交叉学科的实施，既有市场营销学对患者的服务定位、患者需求和期望的理解、服务过程中的体验优化，又有组织行为学在医疗机构为服务好患者采取的一系列行为组合，如预防冲突、提高沟通、情感共情、加强理解、提高医生群体的专业能力和沟通能力及合理的奖励晋升机制。沟通是医患关系中至关重要的一环，上文中的信息互动即是沟通的重要形式，是人际关系的重要体现，信息是数字化的，而人的情感和耐心是温暖的，医护工作者的耐心可以让沟通的融洽度更高，可有效地预防和降低冲突，当患者的期望有差距时要进行及时识别和安慰，当期望的差距形成实质冲突时，要进行及时补救。现代化的客户关系管理必须依赖于数字化的技术提高效率和增强患者体验。

第二节　企业社会责任

Shelton（1924）提出企业社会责任这个观点，他认为企业的经营不能只考虑经济效益，还需要考虑利益相关者的责任。Bowen（1953）认为企业在经营发展中会占用到社会资源，应当对社会作出贡献。Davis 进一步提出企业社会责任，是在创造经济效益的同时，促进社会进步，实现社会和环境收益（Davis 和 Blomstrom，1975）。Carroll（1979，1991）提出企业社会责任的"金字塔模型"，将企业社会责任划分为经济责任、法律责任、道德责任和慈善责任 4 个层次。经济责任是企业的基本责任，处在金字塔的最底层；法律责任处于第 2 层，是社会关于对错的法规集成，企业只能在法律的约束下进行活动；道德责任处于第 3 层，它虽未上升为法律但是企业应予履行的义务，要求企业避免或尽量减少对利益相关者利益的损害；慈善责任位居金字塔的最高层，它表达社会要求企业成为出色社会公民的愿望。看来，企业所负有的上述 4 种责任尽管含义有别，但都是社会期望企业履行的义务，因此它们共同构成企业的社会责任。医疗企业机构的责任包含平衡利益相关者利益的责任。一方面体现在内部股东的当期盈利及可持续发展的责任、员工的职业安全及薪酬提升、患者的安全保障、医疗有效及服务体验的不断提升上；另一方面也包含对社会的责任和贡献。与社会义务相对照，社会责任和社会响应均超越只是符合基本的经济标准和法律标准的限度。社会责任加入道德要求，促使人们从事使社会变得更美好的事情，而不做那些有损于社会的事情。一个具有社会责任感的组织从事有助于改善社会的事情，绝不只限于法律要求必须做的或只在经济上有利的事情。

企业责任是指企业作为市场主体，在社会体系运行中应该承担的义务及对其经营活动的不良行为所引起的一切后果应当承担的责任。道德责任是指一个组织或个人能否根据道德风俗规范，合理地承担维护其利益相关者权益的责任。道德责任存在于一切的社会关系中，任何责任包括企业社会责任的履行都离不开道德责任，道德责任是履行其他各项责任包括企业责任的基础和动力。道德责任有别于社会责任，企业责任也不同于社会责任，但道德责任、企业责任和社会责任三者有直接的渊源关系。它们都认同企业除了利润外，必须关心利益相关者的合法、合理权益，它们都以企业道德规范为出发点。道德责任是超越于经济目标和法律义务的无形的、抽象的责任，而企业责任是按照这种相互作用的伦理关系提出的理论要求规范自己的经营行为，由此形成企业的伦理道德。企业社会责任包括社会在特定时间点对组织的经济、法律、道德和自由裁量（慈善）期望（Carroll，1979，1991，1999）。当然企业社会责任也会为企业带来新的价值，如 Mobius 等（2021）说的那样，当我们看到一家公司无视 ESG 原则并似乎不愿停止时，我们不太可能投资它，不是因为它做得不对或行为不道德，而是因为它存在各种风险，如因违反法律或不遵守法规而被罚款，容易遭遇商业纠纷及公司吸引和留住员工及客户的能力下降等。当企业实行企业社会责任时，会赢得全球的认可。作为一种三赢战略，企业社会责任现在更有效地用于业务增长、社会进步和员工福祉（Mahmoud 等，2022）（图 5-5）。

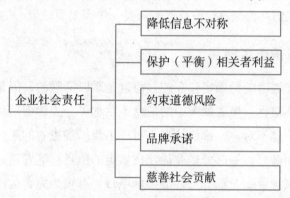

图 5-5　医疗服务企业社会责任

一、保护（平衡）相关者利益

Freeman（1984）认为企业不仅要考虑股东的利益，还要考虑其他相关者的利益，公司应该为所有利益相关者创造价值，而不仅是为股东，企业应该平衡所有利益相关者的利益，包括员工、消费者、供应商、社区等。Donaldson（1995）认为企业应该通过道德决策平衡所有相关利益者的利益，以满足他们的需求和期望。Carr（1968）提出"商业道德"的概念，认为企业可以追求股东利益，但必须在合法和道德的范围内行事。这些相关利益者理论的提出，引导企业从单纯地追求经济利益向更广泛的社会责任和义务方向发展。通过平衡和考虑所有相关利益者的利益，企业可以更好地满足社会的需求和期望，提高自身的声誉和品牌价值，实现可持续发展。

企业要平衡好相关者的利益，就需要平衡企业社会责任与盈利能力之间的关系，这里有两个讨论点：一个是企业是否追求盈利，损伤患者利益，导致医患冲突的发生；另一个是企业是否兼顾法律、经济、慈善与道德方面的平衡，充分考虑相关利益者的责任。笔者访谈的博厚医疗的创始合伙人认为民营医疗服务想要长期发展，不能过度消耗患者，在当前激烈的竞争下，如果定价高没有患者来，过度消耗患者就是短期行为，不会有持续发展。笔者在论坛中采访中国河南一位民营连锁医院的总裁，他认为民营医疗定价不能比公立医院高，这就意味利润率本来就很低，但是要向管理要效率，要向外部要效益。向内提高企业的经营管理水平，使用数字化工具提高数据分析能力，把后台的人工减下来，把效率提上去。外部向上游供应商通过集中采购降低成本，与同社区形成良好的互动关系获得良好社会口碑，降低获客成本。另外一位博厚医疗的高层管理者谈道，作为一家全科医疗连锁机构，服务的是邻里乡亲，绝对不能过度医疗，口碑不好医疗机构就活不下去。他们企业热衷于为社区做公益，给社区里不能行动的老人上门助浴、理发，给社区里面的慢性病患者做公益的科普讲座，他们都深刻理解医疗服务业是一个需要贡献爱心的企业。

二、信息透明保护患者利益

信息不对称在医学中是确定存在的，而且是难以消除的，但是作为医疗机构，有责任降低信息不对称。患者就医中的信息不对称可分为诊前信息不对称、诊中信息不对称和诊后信息不对称。诊前信息不对称主要增加患者的逆向选择成本。信息不对称可以分为两部分，一部分是非诊疗技术类的信息：笔者通过整理背景企业的资料发现，这3家背景企业都有对外的公示项目，有较为完善的医疗机构药品、医疗服务价格公示制度。笔者在归纳企业时发现，背景企业的管理者认为公开医疗费用、增强医疗收费的透明度，是改善这种信息不对称情况的有效途径。背景企业需努力开辟各种有效途径向患者进行价格公示。对各项医疗服务项目的名称、内涵、计价单位、价格、价格管理形式、批准文件、政府指导价及实际执行价格等有关情况通过电子触摸屏、电子显示屏、公示栏、公示牌、价目表、结算清单等有效方式向患者进行公示。在药品、医用材料和医疗服务价格发生变化时，在执行新价格前，及时调整公示内容。笔者看到博厚医疗通过开发小程序系统，在系统内增加患者自身的电子档案、病历、处方等记录，特别重要的是患者所有的交费记录都可以清晰地查询。在网站上对医疗技术准入信息公示制度，能使患者对各医疗机构采用的新临床技术的安全性、权威性有所了解，也使许多医疗机构关于采用所谓"高""新"技术就可以治愈某些疾病的虚假宣传没有市场。访谈中一位博厚医疗的高管说，解决信息不对称的方式是加强信息透明化，以减少信息不对称。他们一直以来都非常注重机构政策、服务公示及文化墙的建设，在线下门诊、服务站点内、线上公众号、自建平台等渠道专门设置公示、展示区域，主动打造各类信息通道，营造医院信息沟通环境。公示内容包含多个方面：第一部分是企业相关介绍的信息，涵盖企业介绍、企业发展历程、企业连锁规模、企业获得荣誉；第二部分是企业在服务经营过程中产生的信息，包括机构医疗信息分布、坐诊医生资历、擅长专科介绍、业务项目明细、服务价格明细等；第三部分是企业文化及服务理念的信息，企业使命、核心价值观、企业宗旨、服务理念、安全理念等。这些信息主动向社会、患者公示，一方面可以有效反映企业的经营、信用状况，满足患者对医疗机构信息的需求；另一方面也可以促进企业自律，增强透明度。患者因为信息不对称会增加逆向选择成本，背景企业通过对外公布企业的各种信息及服务过程的互动信息尽可能地透明化，进一步降低患者在信息不对称中的逆向选择成本。另外一部分是临床诊疗类的信息，医师借助精密仪器辅助和独特的从医经验形成一整套医疗技术，医生将其所受的科学训练和从医经验而形成的内心确信与患者意见和医学知识进行比照，当两者明显不能叠合时，医生可能会将患者的意见过滤，这些内隐的医学知识就是信息不对称的本质内容，在临床观察中看到，好的医生就是能够深入浅出地将复杂的医学知识简单地讲给患者和家属听。一位骨科医生将胳膊的结构画图给患者讲解听，患者到处讲这个骨科医生高明的故事。互联网的知识科普、中国卫生部门不遗余力地通过各种渠道给民众科普医学知识，现代科技为医学信息逐渐透明带来更多的可能性。

三、制度保护患者利益

为了有效地支持一线医护人员的工作、提高医护人员的工作效率和服务质量，各公司运营保障部门都制定了相关的规章制度和流程。制度和流程标准化是提高工作效率和服务质量的保证。2019 年下半年，博厚医疗为了提高工作效率和服务质量，要求各部门大力提高标准化和流程化进程，梳理出制度和流程清单、根据紧急与重要程度，在 2 个月内先后制定、梳理出 30 多份标准化制度和流程，极大地提高工作效率和医疗服务质量。但是笔者在这 3 家背景企业观察到，这 3 家企业都有完善的质量控制制度，对患者的服务有一整套的运作体系。这些完善的运作体系后面隐藏大量患者所不知道的信息。如通过访谈发现，机构最看重的是患者安全的保护，最大限度地做到对患者的不伤害。为了做到这两点，医疗机构需要付出较大的人工成本，这部分的成本是患者所看不到的，甚至有时候是不理解的。

笔者通过资料整理发现，博厚医疗的药物质量控制有 61 项合规制度，从药品供应商选择开始，药品供应商是不是一个合格的供应商，供应商年度的各种检查是否通过，供应商的质量控制人员的年检信息是否通过。药品的任何一个批号、运输是否需要冷链冷藏等细节，药房的温度每天是否登记，药房工作人员是否每天检查记录，药品的分类存放，混淆药品的隔离存放，每个细节的背后都是对患者安全的保护，守住不伤害患者的底线，但是很少有患者知道医疗机构发出的每盒药品经过多少道的严格检测。采访博厚医疗的护理部主任时，看到一整套又一整套的院感文件、护士考核文件、检查文件等。护理部张主任说，每条文件背后都是对患者安全的最大保护，医疗机构首先是杜绝伤害，其次是治疗中的温情陪伴。对任何一家正规的医疗机构，都有严格的院内防感染要求，在护士站医疗垃圾和生活垃圾是必须分开的。院内的抹布、拖把必须是分号的，擦医生桌的抹布绝对不能再去擦公共卫生空间，一个公共卫生间的拖把也绝对不能拖医生的诊室。一名护士在输液时，需要检查三次，核对八次，才进行输液，而且新护士执业时，需要双人陪同。护士在给患者输液时，需要严格登记给患者静脉输注的滴速，根据不同的药物液体浓度和患者的年龄、心脏等情况，严格执行医嘱，查看滴速，并在输液时严格按照规定时间巡视。一些患者看不见的严格规定，需要花费医护工作者们的大量时间，但是大家都不会有怨言，因为大家都明白这是对患者安全的最大保护，这是我们医疗服务质量持续提升的必经之路。同样在医生的工作中也会发现，医生们总有"婆婆"们管着，医疗机构的医务部门就是医生们的"婆婆"，查看医疗文书的合规书写和记录、医生们的重复用药、医生们的处方诊断、医生的检查检验是否都在合理范围之内。

医疗机构内部有一套严格的质量控制体系，同时也有一整套的医疗专业提升体系。访谈中的几位高管都表示，医疗机构的存在是给患者解决问题的，是让患者疼痛消除回归社会或延长生命的，让患者身心健康，生活质量更高，这是医疗机构们的一致使命。博厚医疗医务部的王主任谈起与患者信息不对称时说道，我们对医生有严格要求，同时我们为了约束医生需要花费大量的时间和精力，如医生按照什么路径诊疗，我们是根据最专业的各学科指南及临床路径操作，医务部为了确保医生按照临床指南操作，会组织医生共同学习指南，因为只有熟知指南按照指南的引导临床诊疗基本不会出现大的偏差，不会对患者造成伤害。医务部需要举行指南的研讨学习，请上级医院的专家讲解及带教，所有的这些看似跟患者没有太大的直接关系，但是这些都是确保对患者诊疗有效的关键，而且医务需要检查医生的用药情况，每种疾病的指南都列出诊断标准和治疗建议，如哪些患者医生先用一线药，一线药治疗不佳时才可以使用二线药，先单药治疗再联合治疗，很多的诊疗规则都有严格要求，每步都是对患者最大的保护，但是我们这些诊疗规范是患者不一定知道的。

四、保护医护工作者利益

保护医护工作者的利益：通过前文的分析可以看到，医护工作者在传递信息时会受到阻滞和干扰，医疗机构需要给予医护工作者们良好的工作环境，让医护工作者可以安心工作。由于医疗资源的稀缺，有个别专家一天需要面对 100 多名患者，每人 2 min，而且还要书写医疗文书，与患者交流的时间较少。笔者在访谈中发现，有些专家诊室配了助理，专家看完后，由助理给予详细讲解。一位博厚医疗的高管介绍，这是一种工作模式的创新，他们把医生的工作进行拆解，让医生只负责难度最高的诊疗部分，其他的病历书写、与患者的交流都交由助手做，这样既让患者感受好，又让专家不至于那么疲惫。但是除了在工作中给予一定的精力上的平衡外，医疗机构还需要对医患纠纷提前做出化解预案，这样医生护士才敢正常地开展工作，消除过多的自我保护。博厚医疗的一位副总介绍说，他们成立医疗纠纷预案小组，在发生医疗纠纷时，当事人需要回避，以免与患者直接发生冲突，这样既可以保护自己的员工，又不激化矛盾。同时机构为医生、护士都购买医疗责任保险，万一有医疗差错，也都有保险进行兜底，让医生、护士可以安心地开展诊疗活动，也可以有效降低信息传递的干扰。

五、保护股东长期利益

医疗服务在任何国家都有一定的伦理性与公益性，是一个长期的回报型的商业。短期效益会损伤股东的长期利益。医疗服务机构的品牌化、连锁化会给股东带来品牌的价值及由品牌产生的其他相关产业价值，也是对股东的利益回报。笔者分析胡庆余堂的连锁中医馆，是一个秉承上百年"戒欺"的诚信品牌，良医精药，让胡庆余堂这个金字招牌深受群众的拥戴，近年来胡庆余堂通过医疗服务的品牌带动产品销售，从而助力企业的经营。博厚医疗通过开发临床医疗信息系统（hospitol informatiol system，HIS），将系统升级为软件即服务（Software as a service，SAAS），开发数字化慢性病系统、数字化决策系统、居家护理管理平台和居家医养智慧化服务系统等，将部门升级成为一家独立的高新技术企业，又进一步将这些技术向行业输出，形成新的收益。这几家背景企业也通过医疗服务塑造品牌，通过医疗服务积累服务经验，将经验提炼变为对外销售，这些价值的产生虽然不是直接来源于为患者服务的直接盈利，但是通过医疗服务塑造品牌及提炼新技术后输出实现股东价值。当然我们也看到背景企业瑞尔集团通过21年的发展，在中国先后有多家著名的头部投资机构投资，瑞尔集团上市为投资股东资本市场上得到回报。

六、共享信息及共同参与

我们已经了解到，仅向患者提供信息或证据不足以支持正在作出决定的患者，患者和临床医生需要共同制订最适合个体患者及其家人的行动方案。循证共享决策的更大需求是患者与临床医生的互动（Ian Hargraves 等，2016），最好的方式是共享信息并调动患方积极参与。博厚医疗的一个医患共享信息的实践是一个非常好的未来医患合作模式的探索。笔者整理博厚正在开展的一个共享信息的实践，项目负责人李女士指出，目前中国患者在就医中存在碎片化、就医不连续的状态，医疗服务并没有真正做到以患者为中心。她理解的以患者为中心，首先是以患者的数据与情感为中心，以患者的数据为中心指的是包括患者的一切体征监测、就医诊疗、用药记录等一切记录在内的数据，其次是以患者的就医感知为中心，使患者在所有就医触点累积的感知是愉悦的，进而追求一种合作的、数据共享的、连续就医服务模式的创新。数字化创新慢性病管理平台正是建立在患者离院后无人跟进管理、服务及日常无人干预、督导的痛点上，旨在打造以改善患者病情和提升患者满意度为目标的信息实时、对称、共享、交互且能够连接起各点并形成线和面的立体化慢性病健康管理平台。试图以"数字化＋属地化"的创新方式解决患者物理需求（达到目标值并能较好保持）和精神需求（心理慰藉）。数字化创新慢性病管理平台区别于传统线下医疗，过往患者就诊通常为短时内点对点沟通，只是局限于物理空间内的短时被动交流，缺少医患间有效的信息沟通。患者离开物理空间后的相关用药调药、根据指标高低加量减量无人跟踪和及时处理，日常生活习惯无人监管和督导，导致患者无法真正有效地改善病情甚至产生怀疑和不满，加重医患关系的紧张程度。数字化慢性病管理平台针对糖尿病做了一个实践创新，业务流程：①招募并筛查后遴选符合慢性病管理的患者入组；②与患者签订知情告知书；③为患者建档并设定控制目标及预警目标值；④绑定一人一码的物联网设备；⑤后台专业医生实时监测每日动态指标，专业护士每周一次以上电话回访，健康管理师实时监测饮食；⑥群内每日进行慢性病相关知识宣导、答疑互动、交互及督导：每日血糖测量及饮食、运动打卡；⑦一定周期后根据慢性病数据动态邀请三甲专家进行线上／线下问诊。

在此过程中主管医护能够清晰地实时共享患者的血糖、血压等测量数据，超出标准值系统会将预警信息发送到患者端、主管医生端、家属端、签约门店主治医生端，主管医生端第一时间联络患者予以处理。

群内患者可随时提出疑问，内有专业医生、护士、营养师给予相关答疑与处理，同时还有该签约医疗机构的主管医师和院长，如患者有至线下医疗机构就诊或需安排住院的诉求可以及时得到处理。同时，同群患者间也会互相对标指标，分享控制血糖办法、日常良好生活习惯等。另外，平台开发线上任务打卡（每日血糖测量、运动、饮食），以激励交互和增强健康生活意识，帮助患者们更好地自控日常。

入组数量：这个项目入组分了3次，第一次入组20人，经过10天左右的观察后，又陆续开始在各门诊招募入组，总共入组410人。

入组要求：患者科研入组有明确的标准，需要遵医嘱，依从性好；能够每周保证 2 次以上测量；确诊为所属病种并服药半年以上；要求本人会操作智能手机，或子女或照护者可以代为操作。入组时签订知情同意书，要求每位糖尿病患者每周测量两次血糖，最理想的状态是打开医护在家平台的小程序，点击餐前或餐后测量，然后智能的物联网血糖设备自动上传数据至平台。如果年龄较大患者不太习惯打开小程序，直接测量就可以，测量后设备直接上传数据至平台。

知情同意书：同意监测体征数据及共享数据，对测量次数做要求，对入组患者的权益给予保障。为约束患者、保证测量要求，我们在协议里设置条款：入组用户需保证一周至少参与两次监测，我们将在后台查看您的监测情况，若不能保证监测次数，我们有权提前收回物联网血糖仪的使用权。承诺患者的数据仅用于为患者提供临床服务。

数据共享方面，对患者开放患者档案、过往的病历、处方、用药、检验报告、物联网测量的数据，不仅限于血糖值，还包含血压值、心电图、尿酸值、超声，以及患者自动打卡上传的饮食和运动记录。医生和护士端可同时看到这些数据，而且医生和护士可看到回访的记录。

服务内容：

（1）日常监测与回访。入组患者分布于近 50 家社区基层医疗机构，有 ＞ 66% 是 60 岁以上的老年患者，年龄较大患者的特点为对自己的慢性病习以为常，习惯较难改变，且接受新事物较慢，在回访中表现为警备心理较强且大多对自己的慢性病情况较不重视。患者的年龄特点对我们的日常回访工作提出更高的标准和要求。

（2）动态异常监测。入组时设置标准值，平台医护对数值实时监测，超过标准值的显示为红色并推送提醒。平台医生实时对异常指标患者进行电话回访。如某患者的血糖测量数值为 2.74 mmol/L，从单条数据及其与过往数据的对比分析发现，该患者可能存在低血糖风险，于是平台医护立即联络患者并询问其有无不适反应，在得知患者体征并无异常后，联系厂家共同对患者的测量过程进行复盘，发现试纸条吸入血量不够导致数据测量出现误差。

（3）测量规范。面对患者年龄较大的现状，社区基层医疗发放设备时教会患者如何将针头放入测量笔内，如何保存与安插试纸条，以及如何在仪器上选择"餐前、随机、餐后"等操作规范。平台护士会将血糖仪的使用视频发送给入组患者，并对其使用过程中出现的问题进行答疑。对不能保证一周两次测量的患者，邀其去附近所签约门店由医疗机构的护士协助其测量，并提供上门服务，显示我们线上线下一体化的优势。

（4）定期回访。专业护士进行每周一次的日常回访，回访内容包括上一周的血糖测量情况、对日常饮食给予指导和调整、对运动量和其他生活习惯给予建议。面对年龄较大患者，多倾听和多嘱咐，通常一个电话打 40 min 左右。大多患者能够从最初接电话时的不信任和防备心较重发展到真心对医护人员表示感谢。

回访中根据不同客户的体质指数、生活作息等习惯及上次的回访记录，进行有针对性的回访服务。处方及干预由平台医生负责，日常回访及监测由平台护士负责，生活饮食由营养师负责。

（5）交互互动，带动与引导。为帮助入组患者形成良好的日常生活习惯和积极控制血糖，我们开发了小程序，开展控制血糖任务打卡活动。接下来，列举 3 例患者的反馈。

患者季女士，61 岁，糖尿病 10 多年，合并冠心病、失眠，目前患者常规口服达格列净片（早 1 片）、二甲双胍片（0.5 g 晚上吃一片）、沙格列汀片（晚 1 片），经过 1 个月的回访，血糖控制得很平稳，患者非常感激。

患者刘先生，65 岁，既往糖尿病 20 多年，有高血压、冠心病史，在后台数据中相关医护人员发现血糖值突然升高，然后立即给患者致电询问原因，患者告知最近发生便秘情况，在饮食中加入了红薯，跟患者积极沟通后，告知吃红薯对血糖有影响，通过调整饮食，餐后血糖由 13.78 mmol/L 降到 8.78 mmol/L。患者饮食方面已经很注意，积极配合，后期继续跟进，患者本人对血糖的控制十分满意。

患者陈先生，74 岁，既往高血压、糖尿病多年，观察患者的监测数据，之前一直很平稳，空腹血糖在 7 mmol/L 左右，餐后血糖在 10 mmol/L 左右，近期血糖餐后在 16 mmol/L 左右，相关医护人员立即给患者打电话询问相关情况并给予指导，患者非常感谢医护团队提供的专业指导和陪伴。

这是一个正在实践中的项目，目前患者参与率达 85%，医患关系满意度达 99%。

博厚医疗创始人合伙人介绍道，这个项目是一个特别的项目，500 多台物联网智能感知血糖仪器免费投放，每台仪器配有 50 条试剂。同时，为该项目配备由临床医生、护士、总裁助理、轮值总经理、供应链副总共同组成的实践小组，并且调动近 30 家门诊的负责人及门诊内的医生、护士参与该项目。同时，为了改进该项目的体验感，技术 CTO、产品经理及 10 名技术人员全程搭建平台并不断地改进体验，同时与医联体的上级三甲医院的 2 名内分泌科主任的持续跟踪指导（图 5-6）。该项目是一个在前期并不一定会带来收益的项目，是一个较为理想的临床实践，这是一个较好的企业体现社会责任的表现。

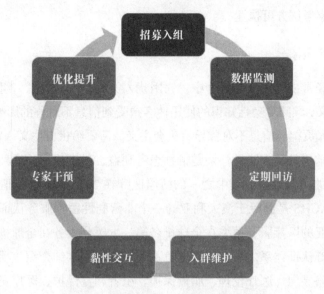

图 5-6　控制血糖项目共享信息实践流程

七、品牌承诺

Spence（1973）提出，为了抵消质量下降不确定性的影响，产生许多制度。其中一个常见的制度是担保，大多数消费耐用品有担保书。抵消质量不确定性影响的一个制度是品牌产品。品牌不仅是质量的象征，还为消费者提供一种报复手段。质量达不到消费者预期、消费者减少。新产品常和老品牌联系在一起，这在向潜在消费者确保产品质量。连锁店——宾馆连锁店或餐馆连锁店类似于品牌。有一个现象与我们观点相一致，那便是餐馆连锁店。至少在美国，在城乡接合部的高速公路上经常有这样的连锁餐馆。这些餐馆的顾客几乎是外来人口。其原因是，这些著名连锁餐馆供应汉堡包比普通餐馆供应汉堡包好。执业许可制度可减少质量不确定性。如医生、律师需要执业许可证明。大多数技术劳动具有某种证明，以表明达到某种熟练程度，从某种意义上看，高中毕业证书、学士学位、博士学位，甚至诺贝尔奖都起证明的作用。教育和劳动市场本身有自己的"品牌"。

本书研究的 3 家背景企业都是连锁化的、有品牌的，但是相对于消费品行业医疗机构是无法担保和承诺的，这 3 家企业采用的是品牌式的市场承诺，让患者可以使用对品牌"损伤"的工具实现变相的承诺。执业许可方面，在医疗服务领域里，国家的卫生制度要求医疗卫生机构的申请是前置的，即有别于普通的商业公司申请，在工商局申请即可，医疗机构的申请必须通过医疗卫生主管部门的提前审批同意，才可以在工商部门申请。医护工作者的执业方面，医师、护士、药剂师都需要专业学习，通过国家考试方可执业。

八、约束道德风险

机会主义经常出现在人类行为中，它困扰人类的互动和关系。组织花费大量精力减少机会主义，顾问对隐性知识的使用使客户受到信息不对称的影响（Dawson 等，2010）。研究人员担心信息不对称导致机会主义，需要给机会主义一定的道德限制。医疗服务机构承担的最大隐性怀疑是牺牲患者利益、过度诊疗，这种隐性的道德怀疑是一直存在的。背景企业其中之一的博厚医疗在 2016 年主动申请国际医疗服务 ACHS 认证。ACHS 是起源于澳大利亚的一个非营利性医疗服务认证机构，该项认证助力澳大利亚的医疗服务效率在全球排名第一，医疗服务在全球排名第三，是世界三大医疗保健认证体系之一。该认证负责人在资料中详细介绍该项认证服务，从医疗机构的战略导向、医疗伦理、雇员保护、患者利益保护、医疗安全等各项细则进行严格认证，这样高级别的认证对医疗机构、医护工作者、业务流程、医疗服务质量都是一项巨大的挑战。该企业负责人介绍，公司引进这样的国际认证，实际上就是主动接受监督和审查，不仅接受中国政府监管部门的监管，而且接受国际行业的监督。通过第三方的监督，可以有效地遏制以医生为代表的该领域专业知识工作者的机会主义。笔者在整理文献时发现，日本为了控制医疗费用的快速增长，则在管理体制的基础上进一步建立严格的"第三方审查制度"。由于担心医患信息不对称，医生的行为得不到患者的有效监督。为此由专业的第三方机构负责对医生行为的监督，具体方法是医疗服务机构须将医疗结算清单送交第三方进行审查。第三方根据审查结果的情况，决定医疗机构的费用支付额度。如果发现有违规操作的医疗行为，则直接取消费用的支付。在中国，也存在支付方的监督，中医医疗服务支付主要由 3 个方面构成：一是患者完全自付；二是国家医保支付；三是商业保险支付。中国已进入全国医保时代，这意味中国居民只要在接入医保的医疗机构看病，都要接受中国医保的监督。在国家医保报销后，可以再享受商业保险支付，那么医疗机构需要接受商业保险的监督。另外，有少部分人购买国际商险，而接入国际商险的医疗机构则要接受国际商险的监督。此外，中国进行五轮的集中采购，如拜耳公司的一款降糖药物从 30 元招标价变为 5 元，药品都是零差率的。很多耗材也进行集中采购，在中国医疗机构或医生想通过药品与耗材牟利，空间是很小的。这是国家监管部门的制度监管在节约医保基金的同时也在降低医疗服务业的道德风险。

第三节　医疗伦理

Beau Champ 和 Childress 是当代著名的生命伦理学家，他们的《生命医学伦理原则》一书明确地指出共同道德的 10 种行为标准及义务规则。这些行为标准及义务规则：不杀人；不引起痛苦和不伤害他人；阻止邪恶和伤害发生；解救处于危险的人；讲真话；养育年幼者和不能独立生活者；遵守承诺；不偷窃；不惩罚无辜者；遵守法律。构建一个他们认同的道德价值和信仰自洽的四原则框架。他们提出抽象的四原则，并将其作为生命伦理学的核心，即尊重自主原则、不伤害原则、有利原则和公正原则（图 5-7）。

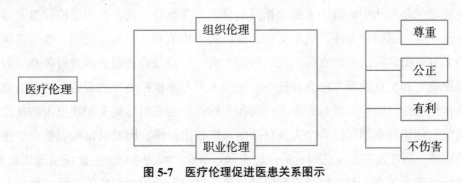

图 5-7　医疗伦理促进医患关系图示

一、医疗伦理下的组织价值观

组织伦理是组织内一系列的伦理规范。患者对组织的伦理规范有与其他消费行业不一样的期待，国际通用的红十字符号有特殊的国际伦理意义。组织内部的价值观、组织制度决定医疗机构的价值观导向：组织的价值观决定在做决策时什么最重要及哪些需要奖励和加强。在组织内部，完善的价值观作为商业道德的实际应用，可以为各级管理人员提供决策指导。如一个医疗机构重视以同情和尊重的方式治疗患者，那么护士很可能因为与一个处于困境家庭的广泛接触而加班，这种情况应该被认可和奖励而不是受到惩罚。同样，拥有组织价值观的护士在不可避免的情况下努力加班，从而确保资源的高效利用。从根本上说，价值观通过回答我们代表什么这一基本问题帮助企业确定其目的。只有这样做，价值观才能帮助企业确定其对待利益相关者的方式。

Nelson（2014）认为医疗保健机构的成功（通过提供高质量、高价值的护理及积极的患者结果和财务偿付能力定义）与该组织内部的文化密不可分。实现和维持其使命、价值观和日常实践之间的一致性的能力定义积极的组织文化。一个组织文化减少的机构，反映在未能始终如一地将管理、临床决策和实践与其使命和价值观保持一致，最终将陷入困境。不一致或道德差距的存在影响所提供的护理质量、员工的士气及组织在社区中的形象。转变组织文化将为成功奠定基础，并为任何组织中基于道德规范的日常运营提供框架。然而，建立一个以道德为基础的组织是一个具有挑战性的过程，需要强有力的组织领导和规划。通过案例研究，笔者提供一个多年、连续的分步战略，包括识别道德文化差距、建立道德工作组、澄清和确定问题的优先级、制定变革战略、实施战略和评估结果。这一进程将协助各组织使其行动与其使命和价值观保持一致，以便在所有方面取得成功。道德文化涉及一种共同的思维方式和态度，作为一个围绕患者的跨学科团队，让患者共同思考。道德文化的主要思想是团队中的每个人都有相同的目标，并尽自己的一份力量确保患者得到最好的护理。道德能力涉及整个文化，被视为对价值观、目标、规则、既定惯例和作为多专业团队和组织的责任的共同思考方式。为独特而脆弱的患者行善和尽力成为道德能力和文化的基本理念和核心。医护人员有责任始终将患者的最佳生活质量作为指路明灯，医护人员与领导者一起作为榜样，创造指导整个护理组织的文化和价值观。创建的模型可以为个人及更多的组织作出贡献，因此可以构成整个护理组织的精神。当涉及道德文化时，关注患者和同事尊严成为主题。在组织道德文化中，道德价值观是每个人都必须关心和照顾患者。通过企业的组织价值观可以看出，这3家背景企业都在遵循医疗伦理学的基础上有自己的组织价值观。

胡庆余堂是全国知名的老字号中药企业，创始人胡雪岩提出"戒欺"的经营宗旨，成为胡庆余堂企业文化的核心。其品牌历史悠久，是江浙沪一带影响力大的中国驰名商标，入围首批国家级非物质文化遗产名录，被商务部认定为首批中华老字号，"戒欺""真不二价"的公司企业文化深入人心。

表 5-1、图 5-8 和图 5-9 分别是 3 家背景企业的价值观。

表 5-1　胡庆余堂的价值观

项目	企业文化
使命	医乃仁术，做老百姓身边的养生专家
愿景	守正创新，弘扬民族品牌，做中医药文化的复兴者
核心价值观	采办务真、修制务精
宗旨	诚信、戒欺

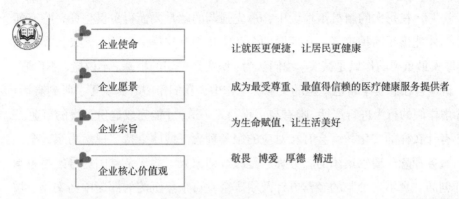

企业使命	让就医更便捷，让居民更健康
企业愿景	成为最受尊重、最值得信赖的医疗健康服务提供者
企业宗旨	为生命赋值，让生活美好
企业核心价值观	敬畏 博爱 厚德 精进

敬畏｜博爱｜厚德｜精进

图 5-8 博厚医疗企业价值观

瑞尔集团企业文化   ARRAIL 瑞尔

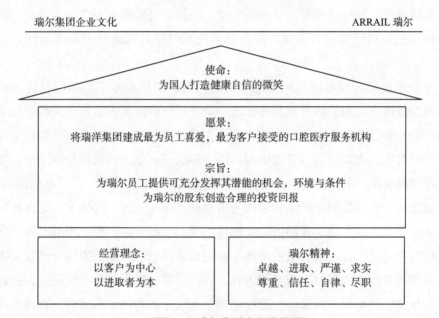

使命：
为国人打造健康自信的微笑

愿景：
将瑞洋集团建成最为员工喜爱，最为客户接受的口腔医疗服务机构

宗旨：
为瑞尔员工提供可充分发挥其潜能的机会，环境与条件
为瑞尔的股东创造合理的投资回报

经营理念：
以客户为中心
以进取者为本

瑞尔精神：
卓越、进取、严谨、求实
尊重、信任、自律、尽职

图 5-9 瑞尔齿科企业价值观

这 3 家背景企业都非常重视企业价值观，胡庆余堂是百年以上的老字号，由清朝晚期的"红顶商人"胡雪岩所创办，后几经易主，但是品牌却一直被人认可，其主要原因在于诚信、戒欺的内部文化得到患者的认可。胡庆余堂坚持好医好药和医者仁术、修制务精的匠心精神，得到国家领导人的认可，是响彻全中国的连锁好医馆。瑞尔的官方公众号的一篇文章写道，企业文化是瑞尔成功的核心竞争力。瑞尔集团董事长邹其芳表示，任何一家企业的发展壮大，关键不是取决于高超的技术，而是取决于能够持久、持续被人接受的健康的企业文化，瑞尔的企业文化价值观总结为7 个字，即"诚信、专业、做好人"。博厚医疗的企业核心价值观是"敬畏、博爱、

厚德、精进"，在每次的新员工培训中，最先强调的就是要懂得敬畏生命，唯有懂得敬畏生命才能懂得呵护患者。在博厚的企业文化中有这样一段话："秉持厚德的理念，博厚人最重要的作风是诚实。我们认为，诚实是一切的根基。不说谎，不作假，守信用，讲信誉，忠实于自己承担的义务。工作中，我们希望看到实干、听到真话，对一切弄虚作假的行为进行严惩。唯有与正直的人一道，才能完成这份正直的事业。"一家企业有什么样的文化，就会有相对应的服务理念。博厚秉持"视病为亲，全人照护"的服务理念。瑞尔集团的服务理念是顾客即家人。胡庆余堂国药号始终秉承胡雪岩开创的"真不二价"的经营方针及胡庆余堂百余年沉淀的深邃中药文化，被广为颂扬。这3家企业秉承的是诚信对待患者，不欺骗患者，把患者视为自己的家人，并把理念融入培训、工作制度、流程中，当患者感受到不满时，及时补救，以防形成直接冲突。始终以患者为中心的企业，坚持自己的服务理念，当患者不满意时，及时安慰，最终让患者满意。服务补救的及时性对预防冲突和降低冲突非常重要。

虽然价值观宣言和道德准则有助于指导行为，但他们并不能确保行为的合规性。与建立战略方向相关的最重要任务之一是确保将价值观宣言转化为组织行动，创造和维持一种基于价值观和道德的文化，在这种文化中，管理者和其他员工在日常工作中以特定的方式行事。要使伦理价值观形成一种正向的医疗伦理文化，要形成医疗伦理制度化。制度伦理是对制度进行伦理反思和道德建设，以促进伦理和谐，建立伦理实体，并帮助制度的承担者成为道德的主体（王珏，2008）。笔者在归纳背景企业时发现，这3家企业都将企业的价值观融入制度中，形成书面文件，在日常工作中有严格要求，在重大绩效考核中都可以看到对价值观的要求，通过员工和其他利益相关者的个人接触、公开演讲和公告，以及在醒目位置张贴海报，推送电子邮件和推文。对医疗机构来说，医疗伦理学是医疗机构的生存基石。在博厚医疗的一份对外宣传资料中，博厚医疗是以医疗伦理学为中心的医学诊疗中心和患者服务中心，这份公开的资料中，医疗伦理是企业的基石所在。2022年11月开展的为期九期的储备院长训练中，医疗伦理学是第一堂课。这堂课由创始人和总经理同时带领，让储备院长们先自行梳理希波克拉底、迈蒙尼提斯的事迹，学习这些医疗伦理学的奠基人和先哲们的思想，同时结合医疗伦理学的四原则讲解，要求学员在学习后将医学伦理学的四原则应用到工作中，并且将在工作中应用的事例在学习群中分享。通过这样一个内部的训练资料可以发现，这家企业将医疗伦理学置于发展的核心位置，通过学员们在学习群中的反馈发现，医疗伦理学的公平、有利、尊重、知情同意、隐私保护等原则在工作中得到有效运用。有位储备院长分享说，通过这次训练，更加深刻地理解医疗伦理学不是高高在上，是需要带着崇高理想行最务实之事。

二、医疗组织伦理引导下的职业伦理

医疗机构的伦理学基本上是遵照医疗伦理学的四原则方向实施。一家着眼于长期发展的医疗机构，都有正确的战略思维和伦理约束。那么基于这样的一个思维看，医疗机构对自己的员工都有正确的伦理规范引导，但是医疗机构对医生来说，只能是授权的。因为医学诊断需要每位医生在具体的诊疗时调动自己的专业医学知识和经验在短时间内做出判断并开出处方，那么在这个直接诊疗的过程中，医生的个人伦理显得尤为重要，我们称之为职业身份伦理。

塔尔科特·帕森斯（1951）认为，职业是指一组职业角色，即从业者执行在总体上具有社会价值之功能角色。笔者认为医疗工作者是一种专业的职业角色，每位医务工作者从医学生开始，接受专门的医学训练，获得专业的知识、必要的技术及医疗伦理的训练。比彻姆·丘卓斯（2013）认为这种职业角色通常与社会期望、职业实践联合在一起。这种职业角色的人员都具有非常重要的美德，如同情、洞察力、可信、诚实和良心。同情美德是一种主动关心他人福利的态度与对他人不幸或痛苦深深怜悯、体谅和不安的联想感知和情感反应联系在一起的品质。以怜悯为前提的同情与仁慈类似，体现在试图减轻他人不幸福或痛苦的善行中。行为中没有任何情感反应的医生和护士，常不可能为患者提供最需要的东西。洞察力是对行动的敏感洞见、判断和理解。洞察力是不过分受外界看法、恐惧和个人情感等影响做判断和决定的能力。一个具有洞察力的医生能够明白什么情况下患者需要的是安慰而非隐私保护。诚实是最基本的医疗人员的职业美德。诚实是指可靠性、可信性。患者将信任交付给医生，医生的诚实与真诚是患者认为其值得托付的基本感知。医师美德在今天体现在医师职业精神中，医师职业精神是医学与社会达成承诺的基础。它要求将患者的利益置于医师的利益上，要求制定并维护关于能力和正直的标准，还要求就健康问题向社会提供专业意见。医学界和社会必须清楚了解医师专业精神的这些原则和责任。医学与社会达成承诺的本质是公众对医师的信任，这种信任建立在医师个人及全行业正直的基础上。2002年欧美国家通过的《新世纪的医师职业精神—医师宣言》把医师职业精神概括为三项基本原则和十项职业责任，即将患者利益放在首位的原则、患者自主的原则和社会公平原则及提高业务能力的责任、对患者诚实的责任、为患者保密的责任、与患者保持适当关系的责任、提高医疗质量的责任、促进享有医疗的责任、对有限的资源进行公平分配的责任、对科学知识负有责任、通过解决利益冲突而维护信任的责任、对职责负有责任。中国在 2011 年通过的《中国医师宣言》把医师职业精神概括为 6 个方面：①平等仁爱。坚守医乃仁术的宗旨和济世救人的使命，关爱患者，无论患者民族、性别、贫富、宗教信仰和社会地位如何，一视同仁。②患者至上。尊重患者的权利，维护患者的利益。尊重患者及其家属在充分知情条件下对诊疗决策的决定权。③真诚守信。诚实正直，实事求是，敢于担当救治风险。有效沟通，使患者知晓医疗风险，不因其他因素隐瞒或诱导患者，保守患者私密。④精进审慎。积极创新，探索促进健康与防治疾病的理论和方法。宽厚包容，博采众长，发扬协作与团队精神。严格遵循临床诊疗规范，审慎行医，避免疏忽和草率。⑤廉洁公正。保持清正廉洁，勿用非礼之心，不取不义之财。正确处理各种利益关系，努力消除不利于医疗公平的各种障碍。充分利用有限的医疗资源，为患者提供有效适宜的医疗保健服务。⑥终身学习。持续追踪现代医学进展，不断更新医学知识和理念，努力提高医疗质量。保证医学知识的科学性和医疗技术应用的合理性。

三、职业伦理中的医生临床伦理

中国学者袁俊平、景汇泉（2012）将临床诊疗伦理分为问诊伦理、体检伦理、辅助检查伦理和急诊伦理，将临床诊疗伦理分为药物伦理、手术伦理和心理伦理。尤其强调对症下药、剂量安全、合理配伍、避免滥用药物；虽然手术损伤存在必然性和技术复杂性，但是对过程中的风险要严格掌握适应证，拟定最佳手术方案，尽量将风险和损伤降至最小。笔者认为医生既要遵循制度流程，又要在所有诊疗中时刻有原则，这些原则就是医疗伦理学的四原则。

第一原则：尊重自主原则。尊重自主原则表示对个人的自主和自由的尊重，其核心是对人权与人格尊严的尊重及知情同意、隐私权保密等内容。主原则的词根来自希腊语，意思是导致个人行为，使人成为自我的，如自治、自由权利、隐私权、个人选择、自由意志等；狭义的自主是指不受别人的影响和限制。自主选择，即一个人的行为是有意识的、理解的、不受限制影响的。尊重自主原则指的是尊重一个有自主能力的个体所作的自主选择，也就是承认该个体拥有基于个人价值信念而持有的看法，且拥有作出选择并采取行动的权利。换言之，就是有能力作决定的患者应当有权利选择、决定他所喜爱的医疗行为方式，医务人员有义务尊重患者的决定。而对缺乏自主能力的患者（如某些精神病患者、儿童）应当为其提供保障，不仅是态度上的尊重，而且应该是行动上的尊重。那么，医生有责任和义务帮助患者建立或保持自主选择的能力。尊重自主包括以下原则：说实话；尊重隐私；保密；得到患者的同意；当患者有要求时，帮助患者做决定。在自主原则下，临床医疗实践中，知情同意是自主原则的具体化。医生有义务告知患者尽可能详尽的信息，并推荐最佳方案以帮助患者做出自主的选择。

第二原则：不伤害原则。不伤害原则是指一种不伤害他人的义务。不伤害的基本内容是个人或集体的行为不应该对其他人或集体造成不必要的伤害。临床实践中的不伤害原则指的是在临床诊治、护理过程中不使患者的身心受到不应有损伤的原则。任何临床诊治行为都具有正、负双重效应，医疗伤害作为职业性伤害，是临床医学实践中无法根除的产物。不伤害原则并非是绝对的，有些诊治、护理手段即使符合适应证也会给患者带来躯体上或心理上的一些伤害，也就是说，医疗伤害带有一定的必然性。如医疗上必需的侵入性检查如胃部造影、下胃管、动脉血管摄影等所引起的不适或疼痛，放射性治疗对造血和免疫功能的抑制等，都会给患者造成不同程度的伤害。因此，凡是在医疗、护理上必需的或是属于适应证范围的，那么所实施的诊治、护理手段是符合不伤害原则的。但是，符合适应证不意味可以忽视对患者伤害，仍然应该努力避免各种伤害的可能或将伤害减少到最低限度，以最小的损伤获取最大的健康收益。相反，如果诊治、护理手段对患者是无益的、不必要的或禁忌的，却有意或无意地去勉强实施，从而使患者受到伤害，那么就违背了不伤害原则。医务人员在医疗实践活动中应该树立不伤害的医疗理念，恪守不伤害的伦理原则，一切从对患者有利点出发，把医疗伤害降到最小限度，做到以最小的代价获取最大的利益。为了把各类伤害减少到最低限度，要求医务人员做到以下两个方面：第一，杜绝对他人的蓄意伤害。培养为患者利益和健康着想的动机和意识，坚决杜绝蓄意伤害。恪尽职守，提高诊疗技术，防范各类伤害的出现。不能为了达到某种个人目的，随意使用诊疗手段，人为地增加患者痛苦。第二，最大限度地控制伤害。严格遵循不伤害原则，根据患者需要，结合患者生理、心理、社会（经济）承受能力，选择最必要、最适宜、最经济的诊治方案。要选择收益大于伤害的措施，不做弊大于利的辅助检查，不滥用药物，在药物治疗中要严格遵循用药准则，杜绝滥用药物给患者造成伤害。不滥施手术，实施手术治疗时，要权衡手术利弊，考虑近期和远期效果，考虑手术损伤程度和并发症，进行全面分析，综合比较，选择对患者收益最大、痛苦最小、治疗费用最低的最佳手术方案。

第三原则：有利原则。与不伤害原则相比，有利原则是对医务人员更加积极主动的、更高的道德要求，有利原则也称行善原则。有利即意味仁慈、善良和慈善的行为，包括一切意图有利于他人的行为。有利原则是指一个为了他人利益而行动的道德义务，很多有利的行为都不是义务性的，但有利原则则是帮助他人以促进他人利益的义务。医疗实践中的有利原则是指医务人员为了患者和家属的利益而进行医疗行为的道德义务，包括前后相继的两个原则，即确有助益原则和效用原则。确有助益原则要求医务人员的医疗行为确实是为了患者及其家属的利益，把患者及其家属的利益放置于首位，不谋求医务人员或医疗机构的私利。效用原则要求医务人员在提供这种医疗服务的过程中权衡对患者及其家属所带来的利益与所造成的损害，以达到最佳的医疗效果。可见，确有助益原则是效用原则的前提与基础，效用原则是确有助益原则的进一步延伸和所取得的客观医疗后果。有利原则要求将患者利益放在首位。这一原则建立在为患者利益服务的基础上。信任是医患关系的核心。有利原则要求提高医疗质量，医师必须为不断提高医疗卫生质量而努力奉献。这一责任不仅要求医师保持他们的临床技能，而且要求医师和其他专业人员通过合作减少医疗差错，提高患者的安全性，减少医疗卫生资源的过度使用，优化医疗结果。医师必须积极参与建立更好的医疗质量衡量办法，并应用这些办法去常规评价所有参与医疗卫生实践的个人、机构和体系的工作。医生个人或他们的专业组织必须对帮助建立并实施这一机制负有责任，其目的是医疗质量的进一步提高。

第四原则：公正原则。公正原则也称公平正义原则，是一个非常古老的伦理学道德原则。公正即公平、正直，没有偏私。公正包括公正的形式和公正的内容。公正的形式是指分配负担和收益时，相同的人同样对待，不同的人不同对待。公正的内容是指根据个人需要，或根据个人能力、对社会的贡献、在家庭中的角色地位等分配负担和收益。医疗公正主要体现在以下 3 个方面：①医疗过程中的公正，即患者在医疗过程中享有一视同仁的医疗待遇；②医药卫生资源配置上的公正，即患者在医药卫生资源的配置上享有公平的待遇；③处理医疗纠纷上的公正，即公正合理地处理与解决医疗纠纷。

Arrow（1963）提出医疗的不确定性，医生面对不确定时，很多时候是根据医学知识与经验快速地做出判断，这种判断医生需要权衡利弊，做出一个对患者最为有利的方案，这种方案有时受自身知识所限，有时受患者的经济所限，有时受医疗机构的资源所限，医生在有限的资源内做出决策。医生的决策又要经得住质疑，决策本身是否与医生自身的利益相关，医生决策是利他的还是自利的，这种"审判"或"裁决"有时是有明确答案的，因为越是复杂的病情越需要综合考虑，在医学知识与资源、患者自身条件放在一起衡量时，变成一个较为复杂的、没有标准可裁定的考量，在一些不得不面对裁量的医疗事件中，往往由几位专家共同做一个裁定。所以，如果把任何一次诊疗都看成是一个决策时，这种决策必须与医生自身的职业道德结合起来。

医生是特殊的崇高的职业，在临床诊疗中须遵守道德的基本原则。患者第一原则是指临床工作一切都应以患者利益为根本出发点和归宿，一切从有利于患者的大局出发，想患者之所想，急患者之所急，做患者之所需。可以说，一切为了患者，一切方便于患者，一切服务于患者，是患者第一原则的具体内容。它具体体现在3个方面：①尽最大努力尊重和实现患者平等的医疗权利。患者权利包括平等的医疗权、疾病的认知权、知情同意权、要求保护隐私权、免除一定社会责任权、诉讼权和赔偿权。平等的医疗权是患者的一项最基本的权利。医生询问病情要善于使用鼓励性、安慰性语言，增强其信心，战胜疾病，交谈中宜使用通俗易懂的语言，过多使用专业性强的医学术语会使患者难以理解，造成医患交流的障碍。对不良的诊断信息不要贸然下结论，必须经过科学检测，核实无误才能做出结论。在与患者及其家属谈论病情时应特别考虑谈话技巧，直接对患者谈时，可以有所保留；如果是对家属，就应该把问题说透。②尽量减少药物的数量和种类，合理配伍使用。在联合用药时，合理配伍可以提高药物抵御疾病的能力，也可以克服或对抗一些药物的副作用，从而使药物发挥更大的疗效。但是，配伍不当使药物的不良反应随着药物的数量和种类的增加而增加。这是因为药物的数量和种类越多，其相互发生不良反应或配伍禁忌的机会就越多，而且医务人员也难以掌握。因此，要达到合理配伍，首先要掌握药物的配伍禁忌，其次要限制药物的数量和种类。医务人员采用药物治疗时，应加强针对性而尽量减少用药的数量和种类，以免联合用药产生不良反应，以取得较好的治疗效果和防止药源性疾病的发生，同时节约患者的费用。③尽量节约患者的费用，公正分配卫生资源。在用药物治疗时，医务人员应在确保疗效的前提下尽量节约患者的费用。能用常用药、国产药达到治疗效果的，就不用贵重药、进口药，更不能动辄给患者开"大处方"或"搭车药"等。贵重药、进口药数量少、价格高，这些药物的使用应根据患者病情的轻重缓急等进行全面考虑，做到公正分配，提高这些药物的使用价值。

在临床执业中，对医生还有一类挑战是犯错后的承认和道歉，美国很早出台《道歉法案》。医生不是神，当然会犯错，但是犯错后是否有勇气向患者主动承认错误呢？具体来说，相关错误主要分为两种，一种是患者已经发现的错误，另一种是患者未发现的错误。错误的主动承认是职业伦理中必须面对的。另外一类就是面对临终时的死亡伦理，死亡是生命过程的重要部分，也是生命活动不可逆转的终结，坦然面对死亡是人类理性的表现（杨小丽，2020）。死亡不是人们都愿意面对的，但是有些不得不面对的死亡有利于器官移植的开展，对不能挽救的生命来说是对卫生资源的节约（王丽宇，2013）。对普通人来说是残酷的事件，却是医生必须理性看待和面对的。

四、职业伦理中的护理伦理

根据国际护士理事会的《护士道德守则》（2012年），护士有4项基本责任：促进健康、预防疾病、恢复健康和减轻痛苦。在实践中，护士还应尊重人权，包括文化权、生命权、选择权和尊严权，护士应尊重患者。职业道德是指职业群体共享的道德规范和规定。

Peplau（1965）提出护士的职业化与专业化精神，Waston（1997）认为关怀是护理伦理的基本组成部分，这意味护理人员从患者的角度看待现实，并有尊严地对待患者，使患者感到被确认为他/她的独特人。明爱、爱和怜悯被认为是所有关怀的基本动机，提供关怀的人，即照顾者，将对方的爱作为基本价值。当照顾者努力减轻人类痛苦时，同情心被列为关怀的动机，同情心在行为中变得明显，被视为照顾者愿意通过无私的爱提供帮助，以减少痛苦。正是受苦的人类在更深层次上激发关怀，正是在真正的慈悲中爱和苦难相遇，真正的关怀才产生，在那里，人们可以用爱的力量关心和减轻痛苦。Blomqvist（2023）认为所有护理的出发点是做善事、减轻痛苦及以尊严和尊重对待人们的意愿。因此，护理基本上是好的，以最好的意图进行，对患者最好的护理，不强加任何患者不同意的东西。因此，重要的是要考虑我们的价值观、目标、规则和我们在道德考虑方面的责任。道德作为行动是我们个性、行为方式所固有的东西，或如一位参与者所说，医护人员拥有并知道道德的责任，也许不是纸上谈兵，而是在你的心中。道德被视为一种终生的实践，不是一个人完成的事情，而是一种治疗和为患者做到最好的技能。这不仅是知识，还是一种发展的愿望，更关心患者而不是自己的智慧，更是一种洞察力，即它对自己有好处，以符合道德的方式满足患者。道德是一种能力，可以进一步发展一个人专业能力的人文性。护理的基础在于共同的重点和主要目标，即什么对患者最好，以及护理人员可以为个体患者的利益做些什么。这是所有工作的基本任务和动机，也是医护人员选择从事医疗保健工作的原因。通过对话笔者发现，为了患者做到最好的两个基本理念：生活质量和将患者视为独特的人。在生活质量方面，有一种决心，即质量应该是最重要的，永远不应该牺牲个体患者的质量，因为它是护理的基础。他们始终将为患者提供最好的生活和生活质量作为指路明灯，而不仅是执行个人程序。

笔者访谈中的一位护士背着老奶奶回家，那张照片感动了笔者，追问护士为什么要背着回家，她说她想起自己的奶奶。该照片中，一位高层管理者和医生在雨中推着轮椅陪着患者的儿子送患者回家，她们在雨中湿透了衣服，访谈中说，看到老人的儿子在雨中无法独立回家，觉得有责任把患者送回家，这是一个共同的社区，这是作为家庭保健医生必须要做的。这些行为背后作为支撑的是医护工作者的道德，这些与金钱利益都无关。访谈中一位门诊护士在 22:00 还在陪着一位输液的患者，门诊 20:00 关门，但是这位患者不舒服，点滴还没有注射完，这位护士觉得她有责任必须陪着患者输完液，其实这位护士自己正在发热中，她自己在病中选择陪护患者。她说她看到患者因为她的陪伴变得安心踏实，让她觉得一切的努力和坚持都是值得的，她说她就在这些点点滴滴的患者笑容中找到工作的价值和人生的意义。这是一种职业道德，是社会一般道德在医疗实践领域中的特殊体现。在职业道德的基础上，笔者看到医护工作者对患者的尊重，一位访谈者引用生命伦理学中她特别认可的伦理原则与医疗职业美德的对应：尊重自主对应尊重，不伤害对应无害，有利对应行善，公平对应公正或公平，诚实对应讲真话，保密对应保密，隐私对应尊重隐私，忠诚对应忠诚。

在具体的医患关系互动中，医生护士的职业伦理是职业道德的体现，是职业专业精神的体现。道德、专业精神、伦理学遵循的行为构成医护工作者的工作准则，这些行为与患者的直接互动便是医患关系的展现。医疗伦理学行为包含对患者的共情能力、倾听理解能力、安慰关怀的能力。同时医疗伦理学的基础道德部分是对医护工作者的一种自我约束，这种道德的自我约束，也形成对患者利益的保护。

五、职业伦理中的重点：告知与知情同意

告知与知情同意在医护工作者的职业伦理中占据核心部分。患者的知情同意权是指患者有权享有知晓本人病情和医务人员要采取的诊断、治疗措施及预后和费用方面的情况，并自主选择适合于自己需要和可能的治疗方案的权利。包括知情与同意两方面，同意必须以知情为前提，没有充分的知情和理解不可能有真正意义上的同意。信息、理解和自愿是知情同意的三要素，也包括知情权、选择权、同意权和拒绝权。选择权包括诊断与治疗措施的选择、对医师和医院的选择、对健康状况（治疗和恢复的水平）的选择、对医疗保险种类的选择。不能把履行知情同意权仅理解为患者同意权。在医疗保健过程中履行知情同意原则是对患者生命权和医疗权的尊重，同时也是建立医务人员与患者之间相互信任、密切医患关系、减少医患纠纷所必需的，它也有利于患者主动参与治疗，有利于保护医方的正当权益。在告知方面，应告知的内容包括以下几个方面：患者所患疾病的概况及现时所处的进程；当即应采取的诊断措施（包括侵入性诊断）和方法；这些诊断措施和方法可能发生的意外、患者所患疾病的诊断或暂时不能确定诊断及其根据、拟采取的治疗措施（包括药物治疗、手术治疗及其他治疗）及其近期和远期效果，包括可能出现的理想效果、某

种程度的好转、可能出现的副作用及并发症，以及可预见的风险；如存在有多种可能的治疗措施时，应同时向患者说明这些不同措施的效果及可预见的风险，并尽可能地向患者提供学术界认可的实际效果的相关资料，以供其选择；治疗过程中发生的病情变化及需要采取的处置措施、诊断和治疗所要支出的费用，特别要告知哪些是医疗保险的付费项目，哪些是自费项目。同时也要向患者或家属告知应予配合及注意的事项。对患者告知时也要对患者过往的标注有所注意，如患者的文化、宗教信仰、民族和地域等情况。同时医生在诊疗时要考虑使用最优化原则，从而使诊疗过程以最小的代价获得最佳的效果。医生在采用对患者有损伤的诊治措施时，应始终考虑以最小的损失获得最大的收获。最优化原则从技术上讲，要求医生医术精湛，精益求精；从道德上讲，应始终把患者的利益放在第一位。倘若医生只考虑救命，不惜破坏患者的外观和生理功能，那么，患者以后的生活将难以顺心舒畅，生活质量也难以提高。随着中国经济的发展和居民文化水平的普遍提高，要妥善处理知情同意与保密之间的关系。医生要遵守组织制度，保护患者病情、隐私、病历及电子档案。保密包括两种情形：一种情形是在特定情况下不向患者透露真实病情，即对患者保密，实行保护性医疗，医务人员不向患者讲真话，而采用"善意的谎言和欺骗"，这是符合伦理要求的。另一种情形是医务人员不能随意泄露患者信托于自己的医疗秘密，即为患者保密。严守医疗秘密既是对患者的尊重，也可以防范意外伤害的发生，有利于和谐医患关系。当医生为患者进行检查时，须根据组织制度的要求，男医生对女患者检查，须有女工作人员陪伴，不能单独对女患者进行检查，对敏感部位检查时，要征得患者的同意。告知与知情同意在作为法律词语使用时，决定这两个词语的严肃性和限定性。在具体的实践过程中，笔者观察到，如失能老人在失去言语能力时，往往由代理人进行决策，医护工作者也只能与代理人进行交流。笔者曾跟随博厚一名护士进入居家服务的患者家中进入观察，一位男性帕金森病患者，同时有肺部感染，穿着纸尿裤、插着鼻饲管，患者无法自己说话，但是偶尔可以在护士靠近大声说话时，点头表达。这位患者的3个儿子每天轮流回来一次，家中有一位男性护工24 h陪护，这位护工与患者同住一张床，需要对患者进行喂饭、喝水、换纸尿裤等照护工作，所以护士每次去巡护的时候，有一些治疗的内容需要打电话给患者的儿子进行交流并获得同意，有时需要轮流打电话给3个儿子，征得3个儿子的同意。对照护内容需要耐心地讲解给护工听，确保护工听懂。在患者清醒时，护士试图大声告知患者护理的内容，有时患者会点头，有时面无表情。在具体的医疗工作实践中，告知信息是多人的、多内容的。笔者在观察中发现，在交费时，收款者需要非常耐心地告知收费的内容，有些是与医保的支付额度有关，哪些药品、检验的费用医保报销比例多少需要特别清晰地告知患者，患者对费用极其敏感，有些患者在收款窗口碍于后面有人排队，不会仔细地问询，但是在收款后拿着收款单会边走边看，有些在看不懂时会再次回来让收款者给予详细解释。还有一些患者对如何用药，反复问询，取药窗口的医师会耐心指导如何用药。更多告知发生在医生的诊室内，对什么病情、发病原因、如何治疗、治疗的费用、治疗的时间及次数、可能的副作用等，医生需要一一告知，这些与就医相关的信息，是超越法律意义上的告知。通过笔者的观察，这些信息的告知及征得患者的同意，是医患关系的重要互动细节，也是医疗组织中的职业伦理要求。职业伦理需要有好的组织伦理氛围支撑，也需要有组织伦理制度进行约束和执行（图 5-10）。

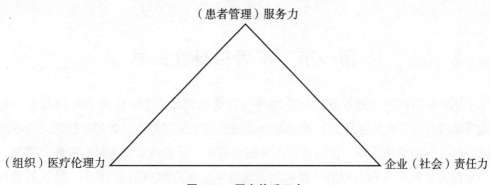

图 5-10　医患关系三力

　　通过对本章的归纳及梳理可以高度地概括如下：医疗服务机构整合组织资源，以医疗伦理学和企业社会责任为基础，提高患者关系管理服务能力，不仅可以有效地改善医患关系，而且可以促进企业持续发展。每家企业都有自己的文化，但是伦理文化必然是道德的，一个正确的价值观可以吸引相同价值的员工形成凝聚力。同样作为企业，不是独立而存在，企业需要依附于外界环境，企业注重环保与慈善，保护好相关者利益，这样的企业是被政府支持、被行业上下游产业链和社区所认可的。另外每家企业的发展都离不开客户服务，对医疗企业患者更是企业得以生存持续的来源，企业打造自己的客户管理服务系统，形成自己的核心服务能力，不以短期的利润导向换取长期的生存和发展，这 3 家背景企业也是这样经营和服务患者的。

第六章
自身性反思和受访者反馈

第一节　笔者自身性反思

　　笔者在医药医疗服务业从业近20年，在医药领域的上市公司工作10年后，创建博厚医疗，该机构在所属行业的细分领域中属于头部企业。如何坚持以人为本的医疗服务的经营和管理，让医者被人尊敬和信任，让患者备感关怀与安慰，是笔者一直都需认真思考和面对的重要问题。笔者创建医疗服务企业10年，发展的关键阶段主要思考集中在以下6个问题上。

一、企业价值观的确定和传递

　　一个高质量发展的医疗服务企业，在确定战略方向时要有伦理思维，即战略伦理的确定。在大量学习和工作经验中笔者深刻地理解到，一家医疗服务企业的成功必须建立在医疗伦理学的基础上，一家以人为本的医疗服务企业价值观需要医疗伦理学的融合。好的组织伦理和正当的价值观才会吸引那些有职业道德的医护工作者，但是如何将企业价值观对内传递给所有员工及对外传递给外部的患者，让患者理解我们是一个什么样的机构，怀着怎样的一颗诚心为患者服务，这种信息的传递非常有难度。笔者的企业在成立2年后，开始组建内部的学习成长中心，除了专业的临床技能培训外，特别重要的是组织伦理引领下的价值观传递、职业伦理的引导和加强性的激活，让企业与员工始终不忘医疗服务企业及医护工作者的初心，先关怀再治病。

二、平衡相关者利益

企业要发展，先要考虑如何吸引医护专业人才，如何吸引患者，企业如何定位，服务哪些群体，最大的困难是企业如何存活下去。企业稍有规模后引进投资股东，这让笔者深刻地意识到企业除了要有正确的企业价值观去吸引相同价值观的团队加入外，必须平衡相关利益者的利益。只有患者满意，才能有复诊率及口碑下的转介绍，可是患者满意的前提是员工满意，澳大利亚国际认证官员说，耷拉着嘴角的员工是无法让患者笑的，员工不笑患者怎么会笑。可是股东投了钱，自然是需要企业有利润的，平衡好这些利益是笔者每天睁开眼睛要面对和考虑的。

三、医疗服务中的患者满意及医患关系对企业经营的影响

医疗机构长期发展的唯一基础是患者满意，但是患者的满意与患者的期望相关。企业对外不要过分宣传，不要加大期望，要在医疗服务的过程中提高患者体验。新的时代是体验经济，患者体验是由每个极小的心灵触点组成的，这种感知累积的满意是需要医疗机构付出很大的努力才能达到。这些累积的患者感知构成医患关系的总和。患者的满意既来源于情感关怀的渴望、费用的可及和透明、医术的有效性，又与患者在治疗期间自身对疾病的未知而导致的过度焦虑有关，患者认为重要的期望事项与医护工作者的重要事项排序不同导致患者不满。患者满意带来企业发展，患者的冲突给机构带来打击，这种打击影响员工的积极性和削弱招聘员工的吸引力，同时也招来政府监管部门更严格监管，高压的监管压力降低经营效率而影响企业发展。

四、承担企业社会责任，主动接受监督和约束道德风险

企业社会责任在医疗服务领域跟其他行业略有不同，这是一个公益属性强，自带慈善属性的行业。笔者认为医疗服务企业的当下责任与数据相关，如患者的医疗数据安全、隐私保护及数据的透明和共享性，这也是笔者的企业当下正在推动的。另外企业的社会责任需要企业在发展中守住道德底线，提高内控和接受外部监管。在中国民营医疗的定位是补充公立医疗，所以民营医疗要发展下去，一方面需要得到政府的认可，另一方面为了保护患者利益，需要规避道德风险，因为临床诊疗是具有高度专业化的，是知识壁垒性较高的行业。只有引进国际行业的监督方和主动完善各种制度，接受相关部门的监管，让企业合规、安全，守住道德底线，企业才可以长久发展下去。博厚医疗在中国率先引进国际顶尖的医疗服务认证 ACHS，该

项认证 4 年下来需要企业当年利润率的 3% 拿出作为回报，在企业早期发展时，这是一笔不小的投资，如果不是为了企业长期发展及保护患者利益，一般医疗服务企业是不会进行这笔投资的。而且国际医疗服务认证需要对内部员工的理念和业务流程进行大量的扭转和改造，这是一个较大的工程。但是在晚起步、强竞争的经营业态中，其还是成为了后起之秀。

五、企业社会责任与营利能力之间的关系

企业确定战略之初，要考虑是成本导向还是质量导向，是短期利益导向还是长期发展导向，这些是企业创建者与股东们必须确定和一致认可的。医疗服务企业遇到最大的挑战就是盈利与患者利益之间的平衡，企业快速发展需要利润支撑，但如果损伤患者利益就不能长期发展，或过度慈善而成有名无"利"的企业，最终也无法持续发展。笔者在很多发展的关键节点中都遇到这样的挑战，通过反复的股东会议、财务测算、内部高管讨论，引导大家在发展中要坚持医疗服务者的不忘初心，承担企业社会责任，保护好患者利益，才能有员工和股东利益。民营医疗要长期发展，不能过度消耗患者，在当前激烈的竞争下，如果定价高就没有患者，过度消耗患者就是短期行为，不会有持续发展。笔者的企业热衷于为社区做公益，给社区里不能行动的老人上门助浴、理发，给社区里面的慢性病患者做公益的科普讲座，为付不起医药费的患者开设患者救助渠道，年免费救助费用近百万元。在新冠病毒感染疫情期间，捐赠抗疫物资，抽调 20% 的员工参与抗疫，凡是抗疫需要，员工都毫无怨言，早起晚归去参与疫情防护。这些付出得到政府监管者、基层社区领导们的认可，也得到居民们的好评，疫情过后的就诊率回升，社区的支持力度更高，企业也加快发展的速度。

六、服务与发展的平衡

在笔者企业的储备院长训练营中，大家都熟悉一句话——以服务促发展。作为一个民营医疗的服务企业，提供千人以上的就业，意味着与一千个家庭的车贷房贷相关、孩子的教育成长相关，这种压力是作为一个企业创建者必须承担的，只有企业可持续发展，员工们就业稳定收入有保障，才有可能更好地服务患者，这也是以人为本的根本。人性的本然决定情感的愉悦感是无止境的，不断提升的服务会增加过高的成本，而导致企业的员工福利和可持续发展保障金下降。笔者在众多的思考中坚定认准：坚持以员工为本、以患者为本，唯一能破除的办法是提高服务的效率、经营的效能；坚持以数字化为提效平台，以更好的服务促进更好的发展，通过坚持

不懈地数字化提效、组织管理模式的变革提高经营效能，以人为本的医疗服务中国实践，笔者认为作为单案例看是成功的。

第二节 部分受访者反馈

笔者对受访者及被观察者又进行了一次反馈，抽取部分受访者和被观察者的反馈记录。笔者提出以下结论征求反馈：①宏观背景分析看，政策对医患关系是有引导和改善作用的，改善医患关系需要多方协同和努力。②信息分布在患者与医方之间存在不对称，信息不对称影响患者就医期望的满足，期望的满足程度形成医患关系的状态。③医疗机构的管理者普遍认为首要的是提高医术，满足患者的看病问题，但是通过研究发现，医术在医患关系中的影响却是次要的，首要的是情感和费用。④信息传递中存在干扰与阻滞，信息传递的方式对医患关系是重要的影响因素，传递中的耐心可以预防和减少医患冲突的发生。⑤企业社会责任、医疗伦理学及降低信息不对称可以显著改善医患关系。

受访者反馈如下。

反馈 1 受访者是一位女性医生，同时也是一家医疗门诊的负责人。反馈如下：

同意以上结论，在日常诊疗工作中，患者体现的需求感，医务人员若能及时地反馈给患者，满足患者的诊疗服务需求，医患关系比较和谐，但因近年医保限价及报销比例的问题，患者在不了解的情况下，部分患者对院内医务人员产生不满情绪，但经过医务人员耐心地解释，大部分患者能完全理解，不会发生激烈的医患冲突，由此可见，患者在就诊过程中情感需求较大，医务工作者的洞察力及感知力，柔和、耐心的情绪是安抚患者的良药，因此同意上述结果。

反馈 2 受访者是一位男性全科医生与一位心理学专业的女性管理者，他们同在一个医疗机构工作，两人进行讨论后回复了一个共同认可的结论。反馈如下：

我们同意以上结论。

如何正确地处理好医患关系是我们基层医疗工作中最重要的课题之一。随着医疗水平的不断发展与进步，随着媒体介质多种类、多渠道的宣传与普及，患者对医护人员的期望与要求也在不断提高中。许多医患冲突往往都不是由本质上的问题造成的，许多时候都是因为误会、言语不合产生冲突，从而到一发不可收的局面。

现在的患者对医护人员的要求，已经不仅是"治好病"这么简单，而是希望可以在治疗疾病症状的同时，得到最经济有效的治疗方案，还需要得到心理的安抚。

所以医护人员的耐心、细心显得尤为重要。许多传统的大医院存在"挂号 1 h，看诊 1 min"的现象，是绝大多数患者不能接受的。我们医护人员，在日常工作中，多付出一点耐心与时间，多倾听患者的需求与心声，多给予患者一点解释与鼓励，让我们与患者像朋友、亲人、伙伴一样相互关心、相互理解。在和谐友好的医患关系中完成每次的诊疗最关键。

反馈 3　受访者是一位男性精神病学专业医生、老年病学专家、医疗管理者。反馈如下：

我仔细研究并结合医生互动表和医护工作耐心表的注解，完全同意您做出的结论。

反馈 4　受访者是一位女性全科医生、医疗门诊管理者。反馈如下：

我同意第四条，我个人认为医生的互动能力，医护工作者的耐心是患者就医的核心关键，医者仁心、医者德行，耐心对待患者是我们医护人员必备的素质，学会换位思考，让温暖长存于医生和患者之间。

反馈 5　受访者是一位女性医学专家。反馈如下：

我同意第一、第三、第四条见解。

医保的相关制度及财政上的支持很重要，这是大方向，也是患者被动影响的一方面。患者都期望高水平的医生对他们进行病情专属性的细致分析、耐心地讲述、情感上的交流与关心，在经济上我认为分两层，当病情严重时，患者的第一需求是治愈康复缓解痛苦，除极个别特困家庭外，大部分家庭还是愿意掏出积蓄缓解病症的痛苦；日常慢性病拿药的话需求可能会根据药价的涨幅变动有所影响，但是因为这个原因产生医患冲突也是个别的，不是常态。患者生病就诊一个是需要医术上的救治，不耽误患者病情、不误诊的专业能力外，周围能接触到的医护人员耐心地讲解、热情的态度也是避免医患冲突的基础，但是个别"医闹"性质患者的突发性有时也是会发生的。

对于第二条我有些不同的看法，我认为患者的期望这个概念有些广，有些基础的必要的期望可以达到，有些患者的期望本身可能就是不符合病情发展的，如限于当前的医疗发展水平，癌症病情的发展及其手术中的变化因素都是不可控的，癌症患者希望医生能够救治自己，使自己完全康复，这个期望本身的出发点是对的，但是不根据实际情况的高期望对医生是比较难以满足的。

反馈 6　受访者是一位女性医生，反馈期间正在医院陪她自己的母亲住院，她的母亲处于肿瘤晚期，她在陪床期间对医患关系也有了更深一步的理解。反馈如下：

我同意以上第四条，我认为医生和患者的信息互动非常重要，在诊疗中很多冲突都是因为信息不对称和信息传递不及时造成的。医护工作者对患者和家属的耐心是关键，患者身体上的病痛可以通过药物缓解和控制，但患者对自己的病情太过了解时会产生焦虑、恐慌的情绪，作为医务人员的我们要理解他们的情绪，消除他们的恐惧，抚平他们的焦虑，从身体上到心灵上缓解患者的痛苦，福灵心至。

反馈7　受访者是一位女性医生。反馈如下：

我同意第三条，患者的就医期望由医术、情感、经济组成。我个人认为这三者对患者就医的满意度可起互补作用，如在疾病的诊治方面，如果医术有所欠缺，但有情感方面的交流、抚慰及适度的经济支出作为支撑，可以弥补患者心里的不满。简而言之，我感觉如果医术没问题的情况下，情感、经济是锦上添花，如果医术欠缺的情况下，情感、经济就是雪中送炭。

反馈8　受访者是一位女性医生。反馈如下：

同意以上前三条。因为有些医疗纠纷，像一些老人在抢救过程中做心肺复苏会出现骨折，有些患者不一定能接受，不论你是什么样的态度。

笔者又与该医生进行交流，建议把第四条换成：医护工作者在门诊上服务的耐心对预防医患冲突的发生有正向作用。医生表示认同，就像做手术要签同意书一样，提前告知，告知患者一些能想到的问题，耐心地解释，多一分耐心，患者就能多一分理解。

反馈9　受访者是三位医疗管理者总经理。反馈如下：

他们同意结论的第一、第二、第三条，但对于第四条希望有所调整，他们表示，医护工作者的耐心可以预防医患纠纷的发生和降低，但不是只要医护工作者有耐心就没有医患矛盾，认为笔者第四条的结论表达有些绝对，建议第四条更正为医护工作者的耐心对医患冲突的发生有降低和预防作用，或是医护工作者的耐心对医患冲突的降低有正向作用。

根据三位总经理的建议，笔者将第四条调整后再次征询受访者们，他们一致表示同意。

反馈10　受访者是一位医院管理者。反馈如下：

同意以上结论，前四条重在医护与患方的直接接触和互动。主要体现患者的期望和在诊疗过程中由信息不对称而造成的认知失调或精神焦虑，患者在生病过程中本来比较脆弱，对疾病的知识存在未知恐惧，这也包含患者家属，但在直接互动中，医护工作者以治病为先，对信息的解释和传递作为诊疗的附属工作，往往缺少耐心进行充分的信息传递，是造成医患冲突的一个重要因素。但即便是医护工作者在充分自律的情况下遵循职业伦理，认真服务每位患者，如果没有企业清晰的组织伦理引导下的价值观，就很难形成集体的组织伦理文化，个体容易受到环境的影响而改变。所以企业的社会责任履行、伦理道德的贯彻和由企业高层推动下的降低信息不对称、降低患者的逆向选择成本、约束道德风险变得至关重要，研究者通过大量的访谈和观察总结发现是客观的、令人信服的，对中国医患关系的改善有积极作用。

第七章

结论与展望

第一节　研究结论

本书研究发现，信息不对称是影响医患关系的核心，医患关系是影响医患矛盾的重要因素。医疗机构以医疗伦理学、企业社会责任为基础，提高客户关系管理能力可有效改善医患关系。本书具体结论如下。

结论1：信息不对称是影响医患关系的核心，信息传递中存在传递阻滞和干扰，有温度的耐心传递信息可以改善医患关系。

信息不对称存在于医患之间。信息不对称的产生既有主观方面的原因，又有客观方面的原因。主观方面是由于不同的患者所获得的信息不同所致，而不同信息的获取又与他们各自获取信息的能力有关，客观方面是由于个体获取信息的多少与多种社会因素有关，社会劳动的专业分工化，让行业专业人员与非专业人员之间的信息差别越来越大，社会成员之间的信息不对称加大，因此信息不对称是客观存在的。通过正文中的归纳发现，患者有患者的期望，医生们有医生的考量，医疗机构更看重的是医疗安全的控制和医术的提升，医疗机构在安全体系中耗费大量的人工成本，工作人员因此付出大量的努力，导致没有更多时间与患者交流。各个就医环节都存在信息不对称的情况，这些信息不对称进一步影响患者期望的满足。

患者就医的期望主要可以归纳为3类，即情感、经济、医术，期望满足的差距影响医患关系的状态，医患关系呈现出3种基本状态。病痛的折磨让患者的心理发生变化，影响其对健康的向往，容易出现焦虑不安、恐惧、抑郁、抵触和易怒暴力等负面情绪。这种心理和情绪状态下，患者及家属把期望寄托在医护人员身上，期望态度上得到尊重、沟通上得到理解和关怀。患者在经济方面的期望包括两个部分：

一个是时间成本期望，就医距离近、候诊时间短、看诊时间长、等待检查结果的时间短是一个时间成本上的期望诉求；另外一个是直接的费用成本期望，费用是如何构成，费用支付得明明白白。但是当医生未把相关信息沟通透彻时，患者的内心会对医生产生怀疑。在医术方面，患者看病是希望减轻痛苦及时治愈，效果未达预期、副作用大或对身体有伤害都是患者不希望的。患者就诊，必然是带着医生能够"治病救人"的期望，诊疗有效结果好，医患之间相处和平；治疗产生不良反应甚至造成身体伤害，意味诊疗效果没有达到患者期望，其就诊的目的未能实现，患者的心理方面必然有落差，冲突容易产生。患者的期望与医护理解的患者期望也有区别，患者希望得到情感上的安慰上是第一位，如果因为医疗条件有限超出能力范围没治好病，患者是可以理解的。而医生认为医术是排第一位，患者求医是为了看病。从临床结果看，诊疗的有效率是重要的；从医患关系看，患者期望的是情感优先的。由于信息不对称，患者心怀期望而来，期望不达目标会形成期望差距，从而进一步影响医患关系，甚至产生冲突。在归纳中也发现存在部分患者自身期望过高的现象。随着中国经济的发展，消费主义的盛行，有些患者无形中认为只要付费就是消费者，来民营医疗就是享受服务的，民营医疗为了生存发展，在服务和体验感上投入较多，但即使如此，对有些自诩为消费者的部分患者也有不能完全满足的情况。而且有些医护工作者认为，不论社会办医还是公立办医，我们都是医生，只要你来看病，你就是患者，不能显示高高在上的"上帝"感。而患者觉得我动用更多的个人资源，希望得到更好的体验服务，当期望有较大差距时影响医患关系。

信息传递中存在传递阻滞和干扰。医生的自我保护是医护工作者们较为隐藏的一种职业内在共识，由于过多的监管和惩罚、患者的不理解和投诉，还有各种医患冲突的报道，让医护工作者们不敢轻易冒险而选择合规之内的不冒险。一位非常有资历的权威专家告诉笔者，这样冲突的医患关系最终受益减少的还是患者。一些新药新技术刚应用不久，患者半信半疑中会觉得医生在过度医疗，医生为了不与患者产生冲突，选择最保守的治疗，本来可以有一些新的机会，但由于医生不敢冒险而减少更多的尝试机会。这与前文提到的"柠檬市场"有一些相似性，购买者由于信息不对称不愿意出高价格而导致降低高品质汽车的退出，在医疗服务中由于信息不对称，患者不相信医生时，医生选择保守疗法而不愿意去冒险，最终患者损失更多机会，是另外一种的医疗质量的降低。信息传递阻滞一方面是医护工作者的个人能效，另一方面是患者的信息接收能力。有些医生一天要看诊上百个患者，看诊的时间受到限制。有一些民营医疗规定医生看诊时间至少 10 min，有些规定时间甚至在 15 ~ 30 min，但是在实践过程中，有些中医有丰富的诊疗经验，诊疗非常快，4 min

一个患者，一晚上看诊60人左右，排队预约的等候者坐满走廊，因而医生很难有时间进行更多交流，医生把医嘱贴到墙上和公众号上，供患者诊后阅读。

信息传递的耐心态度有助于降低和改善医患关系。在观察中也发现有一类医生和护士，他们要么能深入浅出地讲解病情，让患者一听就懂，要么就是极其耐心地反复讲，让患者和家属能听懂能接受，这些医护工作者和患者的医患关系都较为友好，患者有对机构不满的地方时，也不会与这类非常有耐心的医护工作者产生冲突。关怀与耐心是医护工作者们的伟大情感，就医互动中，信息的传递极其重要，一种好的充满情感的传递方式能让患者得以安慰，从而对医生和机构产生信任。医护人员在空间和时间资源都较为有限的情况下，既要忍耐包容患者医学知识的缺乏、对病情的恐惧、对各种费用和医务人员情感的质疑，又要在有限的时间内完成较多服务患者的目标，在不断平衡各种资源的同时，还需要有极大的耐心去对待患者。耐心的对立面是不耐心，只要医务人员的表情、行为出现任何一个患者可识别、可感知的不耐烦，患者的情绪会受到影响，从而影响患者的行为。反应—行为是社会心理学的重要基础，在医患互动中同等适用，医护工作者内心的情感外化为对外的反应时，既感染自己和同伴，又传导给患者，患者由此而做出的反应，形成医患之间的互动，良好互动的累积形成良好的医患关系。医患关系中信息在医患之间流动，信息是无情感的，但是人是有情感的，信息需要用情感去传递。耐心地传递情感让医患关系成了有温度的关系。

结论2：企业以组织伦理、社会责任为基础，提高客户关系服务能力可有效改善医患关系。

企业社会责任：医疗企业机构是一个自带慈善和公益属性的行业，除了长期的慈善和公益项目外，与医患关系比较相关的是内部股东的当期营利及可持续发展的责任、员工的职业安全及薪酬提升、患者的安全保障、医疗有效及服务体验的不断提升，以及对社会的责任和贡献。与医患关系直接相关的医疗服务机构的责任除了平衡保护相关者利益外，也要让信息透明共享，降低由信息不对称而给患者带来的逆向选择成本和约束道德风险。相对于消费品行业医疗机构是无法担保和承诺的，这3家企业采用的是品牌式的市场承诺，让患者可以使用对品牌的"损伤"作为"报复"工具实现变相的承诺。执业许可方面，在医疗服务领域里，国家的卫生制度要求医疗卫生机构申请是前置的，即有别于普通的商业公司申请，在工商局申请即可，医疗机构的申请必须通过医疗卫生主管部门的提前审批同意，才可以去工商部门申请。医护工作者的执业方面，医师、护士、药剂师都需要专业学习，通过国家考试方可执业。

　　高专业知识领域的道德风险约束，需要增强企业社会责任和引进第三方监督。企业在兼顾环境和社会责任时，内部须增加伦理学的实践，开设内部专业医疗专业检查，加强约束，外部须引进第三方监督，如背景企业博厚医疗引进世界医疗服务认证体系的ACHS，这项认证严格认证企业的伦理道德、知情同意、隐私保护、过度医疗、综合的院内感染控制、职工安全、医护药专业人员的资格及真实能力的审查等。同时，医疗机构需要在经营地区接受当地政府的监督，而且要接受支付方的检查监督，如保险方的检查，如果接受中国医保支付的，要接受医保的严格检查。这些检查内部包含过度检查、重复用药等患者担心的问题。企业正在成立患者委员会，引进患者方的交流，接受行业委员会的指导及进一步监督。当然还有加大竞争，有社会责任的企业，更加信息透明的企业也可以促进医疗机构主动公开更多的信息，以获得患者的更多信赖。

　　组织伦理：医疗企业遵循实践医疗伦理学，形成组织伦理氛围，引导医护实践职业伦理学是改善医患关系的核心。在当今医疗实践中，医疗伦理学的四大基本原则是尊重自主、不伤害、公正性和公益性，是医务人员必须遵循的基本道德规范。以上原则主要是围绕医疗伦理学的四个基本原则展开的讨论。第一原则是尊重患者的原则，要求医务人员尊重患者的自主权及各项权利，包括知情同意权和隐私权等。第二原则是不伤害原则，要求医务人员不要对患者造成伤害。第三原则是有利原则，要求医务人员为患者和家属的利益而进行医疗行为的道德义务。第四原则是公正原则，要求医疗过程中患者享有一视同仁的医疗待遇，医疗卫生资源的公平分配及公正合理地处理医疗纠纷。这些原则都是医疗伦理学中非常重要的基本原则，旨在保护患者权益，提高医疗质量，促进医疗卫生事业的可持续发展。其中，尊重自主原则强调个人自由和权利的尊重，医务人员应该尊重患者的选择和决定，确保知情同意和隐私权保护；不伤害原则要求医务人员在诊疗、护理的过程中不对患者造成不必要的伤害，并努力降低治疗过程中产生的伤害。除此之外，医疗伦理学还包括其他重要原则，如诚实和信任等，这些原则都是为了确保医疗实践的合法性和社会认可度。医务人员应该在遵循伦理原则的基础上，结合法律和社会文化价值观，为患者提供更优质、安全和可靠的医疗服务。

　　对缺乏自主能力的患者（如某些精神病患者、儿童、失去知觉或无能力表达的患者）应当为其提供保障，不仅是态度上的尊重，而且应该是行动上的尊重。医生有责任和义务帮助患者建立或保持患者自主选择的能力。尊重自主包括真诚、尊重隐私和保密。医疗企业的行为不应该对患者造成不必要的伤害。在临床诊疗中不使患者的身心受到不应有的损伤为原则。任何临床诊治行为都具有正、负双重效应，医疗伤害作为职业性伤害，是临床医学实践中无法根除的产物。不伤害原则并不是绝对的，有些诊治、护理手段即使符合适应证也会给患者带来躯体上或心理上的一些伤害。在医疗上必需的侵入性检查如胃部造影、下胃管、动脉血管摄影等所引起的不适或疼痛，放射性治疗对造血和免疫功能的抑制等，都会给患者造成不同程度的伤害。医护工作者不可忽视对患者的伤害，应该努力避免各种伤害的可能或将伤害减少到最低限度，以最小的损伤获取最大的健康受益。医护工作者在医疗实践活动中应该树立不伤害的医疗理念，恪守不伤害的伦理原则，一切从对患者有利出发，把医疗伤害降到最小限度，做到以最小的代价获取患者最大的利益，最大限度地控制伤害。根据患者需要，结合患者情感、经济方面的承受能力，选择最必要、最适宜、最经济的诊治方案。

客户关系管理：患者关系管理理论来源于客户关系管理。患者关系管理是一个交叉学科的实施，既有对患者的服务定位、对患者需求和期望的理解、服务过程中的体验优化等所遵循和应用的营销学知识，又有医疗机构为患者提供服务所采取的一系列行为组合中遵循和应用的组织行为学知识，如预防冲突、提高沟通、情感共情、加强理解、提高医生群体的专业能力和沟通能力及合理的奖励晋升机制。沟通是医患关系中至关重要的一环，上文中的信息互动即是沟通的重要形式，是人际关系的重要体现，信息是数字化的，而人的情感和耐心是有温度的，医护工作者的耐心可以让沟通的融洽度更高，可有效地预防和降低冲突。医生和患者更好地理解彼此的需求和期望，建立更好的信任关系，对医患关系的改善是必然的。对患者实施系统化的服务，可有效改善医患关系。

患者对服务的感知存在于活动、情节、片段和关系的任一层次上，不同层次上患者服务感知的累积，在特定的时刻形成患者总体的服务感知，而这种感知也会在特定的时刻反映在具体的服务活动或情节上。如患者在活动层次上对服务的感知会反映到情节的服务感知上，而高层次的服务感知，如情节层面的服务感知也会对低层次（活动层面）的服务感知产生影响。高低层次之间形成一种互相作用、互相影响的关系。患者通过服务过程中服务情节的感知，形成自己的就医期望和对医疗机构的印象。相同层次的服务感知也会有差异，这种差异会对上一层次的服务感知产生影响。如果某一层次的服务是差的，那么它会对之后的高层次服务感知产生消极影响；如果某一层次的服务是好的，那么它会给之后高层次的服务感知带来积极影响。在负面的就医情境下，患者很容易被消极情绪感染，非常悲观，极易做出失控行为；在积极的就医情境下，受到积极情绪感染的患者，心态乐观，能够信任配合医生，获得较好的就医体验，进而形成融洽的医患关系。

119

结论 3：从宏观背景看政策对医患关系有引导和改善作用，但制度和政策不能完全改善医患关系，医患关系的改善需要多方协同。

笔者通过访谈和文献梳理发现：宏观环境下的医患关系改善需要政策引导多方协同。

通过文献资料梳理和访谈发现，宏观环境下的医疗需求与供给的矛盾（图 7-1）确实存在，中国目前约 14 亿人口，其中慢性病患者 4.2 亿人，居民年平均就诊次数从 2010 年的 4.4 次增长至 2020 年的 6.2 次。其中 2020 年综合医院承担 38.32 万人次，占据总就诊量的 65.6%，中国的综合医院以公立的三甲医院为主，三甲医院的数量不到 3 000 家，只占 97 万总医疗机构数的 0.3%，可想而知在综合医院的就医拥挤程度及患者的就医体验。虽然中国政府一直在推动分级诊疗，但是随着人民生活水平的日益提高，人们对医疗资源的需求不断提升，医疗资源的供给与患者的需求存在不对等。

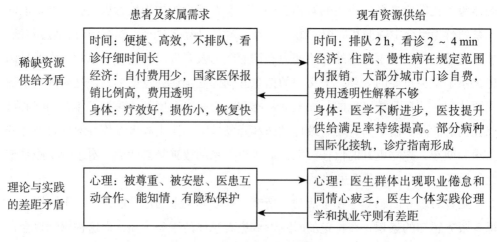

图 7-1 宏观环境下的医患矛盾

美国每万人拥有医生数为 24.5 人、英国每万人拥有护理和助产人员数为 88 人，德国每万人拥有医生数为 38.9 人，每万人拥有护理和助产人员数为 114.9 人，中国每万人拥有医生数为 14.9 人，每万人拥有护理和助产人员数为 16.6 人。《2021 年医师调查报告》显示，医师平均每天出诊时间 7.77 小时，科研时间 1.47 小时，每周平均工作 5.77 天，工作强度高，只有 11.86% 的医生认为不会感到"精疲力竭"。据蔡江南教授（2016）介绍，美国的医生基本上都是研究生以上学历，中国医生研究生以上教育水平只占 14%，具有本科以上学历水平占 50%，中国的医护数量及医生的质量与发达国家相比有较大差距。以英国为代表的西方国家形成有序的医疗服务体系，初级保健和家庭医生首诊都在基础医疗机构完成，中国当下正在推行分级诊疗制度，还没有完全形成，所以整体的医疗资源供给与需求满足之间存在未完全满足的供需矛盾。表 7-1、图 7-2 分别是中美医疗服务资源对比和中英医疗服务体系对比。

表 7-1　中美医疗服务资源对比

国家	2012 年国家投入卫生费用（%）	每万人拥有医生数（人）	高资历医生收入（美元）	资深专家看诊人数	医生学历	每次平均看诊时间（min）
中国	5.5	14.9	3 万	每周 300 ~ 400 人	研究生以上 14.9 万人	3 ~ 4
美国	17.5	24.5	30 万	每周 100 人	所有医生均为研究生以上学历	13 ~ 16

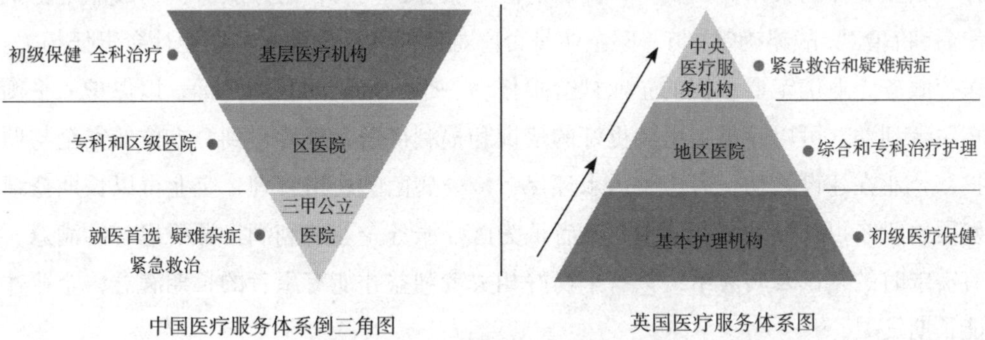

中国医疗服务体系倒三角图　　　　英国医疗服务体系图

图 7-2　中英医疗服务体系对比

研究离不开宏观背景，虽然近年来中国国家医保局数次采用药品集采的方式进行药品价格下调，以达到药品不再有盈利空间，但是医疗服务的诊疗费并未全面提升，以至于中国的整体医疗服务业都处于转型期，居民仍然怀有过去的思路，担心医生过度开药及过度诊疗，这种潜在意识的不信任仍然没有彻底扭转。由于医疗资源的稀缺性，中国的医护配比低于发达国家，医护人才的稀缺是当下发展中的现实状态，本书的研究是在这样的宏观背景下进行，从大的宏观背景上看供需两端依然存在资源矛盾，资源的稀缺决定了配置资源的困难，卫生政策、医保制度、财政支持等方面虽然都做了不断的改革和调整，在引导和改善医患关系方面起重要作用，但是医患关系的改善不能完全依赖政策，医患关系的互动与改善需要多方的协同与努力。

第二节　理论贡献

发现信息不对称是影响医患关系的核心，为行业改善医患关系找到有效路径。笔者将医、患、机构三方的信息不对称的影响进行揭示，在各个环节和节点上降低信息对称，可为行业管理者在改善医患关系中找到解决路径。

医疗服务企业通过客户服务力、组织伦理力、社会责任力可有效改善医患关系，并可形成医疗服务企业的长期发展能力。通过研究发现，企业社会责任中的信息透明、保护相关者利益、注重生态与环保、企业长期发展主义及医疗服务业的医疗伦理性是很好地改善医患关系的出口，同时有助于企业长期发展。从理论上说，管理学理论需要将医疗服务企业和医患关系放在更高层面上讨论，医疗服务企业的社会责任与利润如何平衡，也需要一个有力的理论实践支撑。本书引用客户关系管理理论，同时客户关系理论必须有医疗伦理学和企业社会责任的支撑，这是三方相互依存、相互支撑的关系。回到一个具体的医疗服务机构看，医疗服务机构成立之初的使命、价值观、战略确定，与一家企业是否愿意遵循医疗伦理学和企业社会责任相关。医疗服务企业确定要承担的企业社会责任，一个可接受的利润目标，以保护、平衡相关者利益，可以让员工得到更好的培训和福利待遇、患者得到全方位的安全与照护，企业在建设之初，考虑到污水环保、传染病菌的严格管理、企业得以长期持续发展给股东以长期的复利回报，笔者认为医疗服务企业的利润来源于患者的满意、有需求时的复诊及转介绍，只有平衡好相关者利益才能有患者的长期满意，企业才能长期发展。

第三节　局限和不足

本书的研究以 3 家民营医疗企业为背景，虽然有中医、口腔、全科，覆盖的城市达到 20 个，包含 200 家以上机构，但都以门诊为主，住院业务较少，使研究仍有一定的局限性。另外，研究期间正逢新冠病毒感染疫情，多城市现场多轮观察受到限制，使研究可能仍存在一定的局限性。此外，笔者水平有限也导致研究存在不足。

第四节　未来研究展望

这 3 家企业都在遵循医疗伦理学、企业社会责任，而且都非常注重客户服务，都不是以激进的短期利润为导向，在医护工作者的培训、激励及对社会的慈善中做了很多贡献。以医疗伦理学、企业社会责任为基础支撑和核心引导，降低信息不对称，增加服务能力，是一个高度概括可以在各个行业实践的模型。目前单独研究企业社会责任对企业发展的影响、客户关系或服务能力对企业发展的影响、组织伦理对企业发展的影响在各个期刊上都有文献可查阅。但是笔者认为，需要每家企业的领导层重新审视企业的发展战略。当下时代呼唤组织伦理、社会责任、服务能力结合起来的新型企业。笔者认为营利性企业，不能只单纯考虑企业责任，虽然管理学与经济学界一些学者在这方面有争论，一家企业不能只是一味追求营利，这样的企业在国内很难有生存空间，也不会被民众和政府所接纳。当企业领导层愿意承担起社会责任，需要树立正确的组织伦理并形成组织伦理文化和可实施的制度，也有一些研究认为组织伦理可以提升为战略伦理，但是企业社会责任与伦理文化需要有一个具体的抓手，需要提升自身的服务能力，企业的服务能力必然是一种核心竞争能力，笔者认为简化后的新时代企业可持续发展的三力模型也可以外延至其他行业。

患者权利的丧失感带来的反应行为和高度专业知识产生的道德危机可以作为进一步分析。患者由于自身医学知识的缺乏，在就医中产生权利丧失感，这种丧失感让患者产生恐惧和更大的焦虑，这种恐惧和焦虑在就医情境中产生一时的顺从性，也产生权利失控后的负面情绪和攻击性。由于时间有限和研究方向的问题未再深入研究。医生群体在诊疗的过程中明显处于信息优势的一方，拥有信息优势的一方容易诱发道德风险。医生的诊疗处于高度的非标准化，虽然有各专科病种的医学指南作为指引，但是指南的指引依然只是方向性的。如以一个糖尿病患者来说，发病与年龄、并发症、发病时长等都有关系，随着科技的进一步发展，在中国已经不断地推广用药前的基因检测，如一个糖尿病患者指南中的首选用药是二甲双胍，但是有些研究者通过基因检测证实，二甲双胍对有些患者收效甚微，笔者的母亲属于这种情况，无法根据指南治疗。所以指南依然是方向性的，医生需要在临床诊疗中调动各种学科的专业知识。这种知识的深度和广度让医生处于绝对优势的一方。而患者根据病情的不确定性及自我感知的风险高低程度选择多方就诊，或出高价选择第三方专家再次确诊。笔者由此延伸考虑到，当服务者的知识处于强信息时，且服务属于非标准化时，个人的道德约束、机构的社会责任及外部的监督约束变得极为重要。在本书研究的基础上可以延伸到这类领域中，进行深入研究。

致 谢

在此书的写作过程中，我得到了许多老师、同学、朋友们的支持和帮助。在此，谨向所有关心和帮助我的人表达最诚挚的谢意。

首先，我要感谢我的导师张世贤教授。他的悉心指导让我在写作中坚定信心、明确方向、开阔思路，确定研究思路和方法，提高理论水平和研究视野。在他的指导和鼓励下，我才能坚持走到现在，这份恩情将永铭于心。

这本书还有幸得到清华大学的范玉顺教授、法国 PSL. 巴黎第九大学的方树德（Bernard Fernandez）教授、何瑞雪（Horacio Ortiz）教授、尤素菲（Héla Yousf）教授的悉心指导和复旦大学附属儿科医院翟晓文副院长（教授）的宝贵意见，使这部著作更趋完善。特别感谢张英俊主任的肯定与支持，以及牛力群老师、杨银笛老师一直以来的帮助，你们的鼓励让我倍感温暖。

我也要特别感谢我的丈夫宋秋景和儿子宋俊璋。在这几年的写作过程中，你们的支持和包容让我能够心无旁骛地投入研究，给予了我莫大的动力。

同时，我要向清华出版社致以深深的谢意。在出版社的大力支持下，这本书得以高质量、快节奏地完成出版。还要感谢牛力群老师为这本书的出版倾注的心血，全程陪伴我经历了这段宝贵的出版旅程。

最后，感谢所有参与研究的访谈者、问卷填写者和覃兴炯同学、魏清兰同学、白杨同学协调案例企业时的配合和帮助。

正是因为你们的真诚帮助，这部著作才能如此翔实有力。感谢每一位曾为本书付出过心力的人，我将永远铭记你们的善意和支持。

阎红慧

2024 年 11 月 10 日

参考文献

AGUINIS H, GLAVAS A. 2012. What we know and don't know about corporate social responsibility: A review and research agenda[J]. J Manag, 38 (4): 932-968.

AKERLOF G A. 1970. The market for "Lemons": Quality uncertainty and the market mechanism[J]. Q J Econ, 84(3): 488-500.

ANDERSEN R M. 1968. A behavioral model of families use of health services[D]. Chicago: University of Chicago.

ANDERSEN R M. 2008. National health surveys and the behavioral model of health services use[J]. Med Care, 46 (7): 647-653.

ANDERSEN R M. 1995. Revisiting the behavioral model and access to medical care: Does it matter[J]. J Health Soc Behavi, 36 (1): 1-10.

ANDERSON L A, DEDRICK R F. 1990. Development of the trust in physician scale: A measure to assess interpersonal trust in patient-physician relationships[J]. Psychol Rep, 67: 1091-1100.

ARROW K J. 1963. Uncertainty and welfare economics[J]. Am Econ Rev, 53 (5): 941-973.

BARRATT E S, STANFORD M S, FELTHOUS A R, et al. 1991. The effects of pheny parasuraman, refinement and reassessment of the SERVQUAL scale[J]. J Retail, 67 (4): 419-450.

BEAUCHAMP T L, CHILDRESS J F. 1979. A forum for bioethics and philosophy of medi cine[J]. J Med Philos, 4 (2): 113-117.

BEAUCHAMP T L, CHILDRESS J F. 2013. Principles of biomedical ethics[M]. New York: Oxford University Press.

BELL B S, WIECHMANN D, RYAN A M. 2006. Consequences of organizational justice expectations in a selection system[J]. J Appl Psychol, 91 (2): 455-466.

BENSING J. 1991. Doctor-patient communication and the quality of care[J]. Soc Sci Med, 32 (11): 1301-1310.

BLOMQVIST H, BERGDAHL E, HEMBERG J. 2023. Ethical sensitivity and compassion in home care: Leaders' views[J]. Nurs Ethics, 30 (2): 180-196.

BOSTAN S, ACUNER T, YILMAZ G. 2007. Patient (customer) expectations in hospitals[J]. Health Policy, 82 (1): 62-70.

BOSTAN S, HAVVATOGLU K. 2014. Gumushane family medicine satisfaction survey according to EUROPEP family medicine satisfaction scale[J]. Gümühane Univers J Health Sci, 3 (4): 1067-1078.

BOWEN H R. 1953. Social responsibility of the businessman[M]. New York: Harper & Row.

BRAUNSTEIN J J. 1981. Medical applications of the behavioral sciences[M]. Year Book Medical Pub Lishers.

ALBERT C. 1968. Is business bluffing ethical?[J]. Harv Bus Rev, 46 (1): 143-153.

CARROLL A B. 1979. A three-dimensional conceptual model of corporate social performance[J]. Acad Manag Rev, 4: 497-505.

CARROLL A B. 1999. Corporate social responsibility: Evolution of a definitional construct[J]. Bus Soc, 38 (3): 268-295.

CARROLL A B. 1991. The pyramid of corporate social responsibility: Toward the moral management of organizational stakeholders[J]. Bus Horiz, 34 (4): 39-48.

CHOU C, COOLEY L. 2018. Communication rx: Transforming healthcare through relationship-centered communication[R]. The Academy of Communication in Healthcare.

CLASER B G, STRAUSS A I. 1967. The discovery of grounded theory: Strategies for qualitaties research[M]. Chicago: Aldie Publishing Company.

COBIN J M, STRAUSS A L. 2014. Basics of qualitative research: Techniques and procedures for developing grounded theory 4th ed[M]. Thousangd Oaks: Sage Publication.

CUNNINGHAM P J. 2009. High medical cost burdens, patient trust, and perceived quality of care[J]. J Gen Intern Med, 24 (3): 415-420.

DAHLSRUD A. 2008. Corporate social responsibility and environmental management [J] Corp. Soc Responsib Environ Manag, 15: 1-13.

DAVIS K, BLOMSTROM R L. 1975. Business and society: Environment and responsibility[M]. New York: McGraw Hill.

DAVIS K. 1976. Social responsibility is inevitable[J]. California Manag Rev, 19 (1): 14-20.

DAVIS K. 1973. The case for and against business assumption of social responsibilities[J]. Acad Manag J, 16: 312-323.

DAWSON G S, WASTON R T, BOUDREAU M C. 2010. Information asymmetry in information systems consulting: Toward a theory of relationship constraints[J]. J Manag Inf Syst, 36 (3): 143-178.

COIE D. 1987. Social-information-processing factors in reactive and proactive aggression in children 's peer groups[J]. J Pers Soc Psychol, 53: 1146-1158.

DOLLARD J, DOOB L W, MILLER N E, et al. 1939. Frustration and aggression[M]. New Haven: Yale University Press.

DONALDSON T, PRESTON L. 1995. The stakeholder theory of the modern corporation:Concepts, evidence and implications[J]. Acad Manag Rev, 20: 65-91.

EISENHARDT K M. 1991. Better stories and better constructs: The case for rigor and comparative logic[J]. Acad Manag Rev, 16 (3): 620-627.

EELLS, WALTON C C. 1974. Conceptual foundations of business (3rd ed.)[M].Homewood: Irwin.

ENGEL G L. 1977. The need for a new medical model: A challenge for biomedicine[J]. Science, 196 (4286): 129-136.

ENGELHARDT H T. 1996.The foundations of bioethics[M]. Oxford: Oxford University Press.

FLICK U. 2018. Doing grounded theory[M]. London: Sage.

FRECKELTON I R. 2020. Internet disruptions in the doctor-patient relationship[J]. Med Law Rev, 28: 502-525.

FREEMAN R E. 1984. Strategic management: A stakeholder approach[M]. Boston: Pitman Press.

GEPHART R P. 2004. Qualitative research and the academy of management journal[J]. Acad Manag J, 47: 454-462.

GINTER P M, DUNCAN W J, SWAYNE L E. 2013. Strategic management of healthcare organizations[M]. America: Wiley-Blackwell.

GR∆NROOS C. 2015. Service management and marketing: Managing the service profit logic[M]. New York: Wiley.

GR∆NROOS. 1994. From marketing mix to relationship marketing: Towards a paradigm shift in marketing[J]. Asia-Aust Market J, 2 (1): 9-29.

HARGRAVES I, LEBLANC A, SHAH ND, et al. 2016. Montori, shared decision making: The need for patient-clinician conversation[J]. Not Just Information Health Affairs, 35 (4): 627-629.

HART J T. 2010. The political economy of health care: Where the NHS came fromand where it could leadby[M]. Bristol: The Policy Press.

HARTUP W W. 1974. Aggression in childhood: Developmental perspective[J]. Am Psychol, 29: 336-341.

HEPPELL M. 2015. How to deliver exceptional customer service[M]. Harlow: Pearson Education Inc.

HANDKE L, BARTHAUER L. 2019. Heider: The psychology of interpersonal relations [M]//Holzer B, Stegbauer C. (eds) Schlüsselwerke der Netzwerkforschung. Wiesbaden: Netzwerkforschung.

HOLTON J A, ISABELLE, WSLSH. 2017. Classic grounded theory: Applications with qualitative and quantitatve date[M]. Thousangd Oaks: Sage Publications.

O'CONNOR J, STEPHEN J. 2022. Shaping tomorrow 's healthcare systems:Key stakeholders ' expectations and experiences[J]. J Hosp Manag Health Policy.

JÓZSA T. 2020. The relevance of mobile applications helping in doctor-patient relationships[J]. Br J Gen Pract, 70(692): 109.

KANO N, SERAKU N, TAKAHASHI F, et al. 1984. Attractive quality and mustbe quality[J]. J Japa Soc Qual Contr, 41: 39-48.

KOTLE P, KELLER K L. 2011. Marketing management[M]. Englewood: Prentice Hall.

LAGERSPETZ K M J, BJORKQVIST K, PELTONEN T. 1988. Is indirect aggression typical of females? Gender differences in aggressiveness in 11-to 12-year-olds children[J]. Aggress Behav, 14: 403-414.

LAMB C W, HAIR J F, MCDANIEL C. 2002. Marketing, 6edition[M]. South-Western Publishing.

LENT V, LIZA G G. 2019. Realizing better doctor-patient dialogue about choices in palliative care and early phase clinical trial participation: Towards an online value clarification tool (OnVaCT)[J]. BMC Palliat Care, 18: 1-10.

LUTHANS F. 2002. Organizational behavior[M]. New York: The McGraw-Hill Companies, Inc.

MAHMUD A, DING D, HASAN M, et al. Employee psychological reactions to micro-corporate social responsibility and societal behavior: A structural equation modeling analysis[R]. Current Psychology (New Brunswick, N.J.).

MCGUIRE J W. 1963. Business and society[M]. New York: McGraw-Hill.

MECHANIC D, MEYER S. 2000. Concepts of trust among patients with serious illness[J]. Soc Sci Med, 51 (5): 657-668.

JANET M. 2020. Why telemedicine diminishes the doctor-patient relationship[J]. BMJ Br Med J, 371: 4348.

MEDBERG, GUSTAV & GRÖNROOS, CHRISTIAN. 2020. Value-in-use and service quality: do customers see a difference?[R]. Journal of Service Theory and Practice. ahead-of-print.

MOBIUS M, HARDENBERG C V, KONIECZNY G. 2019. Invest for good[M]. London: Bloomsbury Publishing.

MORTENSEN B, BORKOWSKI N, O 'C ONNOR S J, et al. 2020. The relationship between hospital interdepartmental transfers and patient experience[J]. J Patient Exp, 7 (2): 263-269.

MURDOCH J, SALTER C, FORD J, et al. 2020. The "unknown territory " of goal-setting: Negoti-ating a novel interactional activity within primary care doctor-patient consultations for patients with multiple chronic conditions[J]. Soc Sci Med, 256: 113040.

NELSON W A, TAYLOR E, WALSH T. 2014. Establish a moral organizational culture[J]. Health Care Manag (Frederick), 33 (2): 158-164.

NGONGO B P, O CHOLA P, NDEGWA J, et al. 2019. The technological, organizational and environmental determinants of adoption of mobile health applications (m-health) by hospitals in kenya[J]. PLoS One, 14 (12): 167-225.

OLIVER R L. 1980. A cognitive model of the antecedents and consequences of satis-faction decisions[J]. J Mark Res, 17: 460-469.

OLIVER SHELDON. 1924. The philosophy of management[M]. London: ISAAC Pit-man Sons.

PALMER A. 2008. P rinciples of services marketing[M]. New York: McGraw-Hill Companies, Inc.

PARASURAMAN A, ZEITHAML V A, LEONARD L. 1985. A conceptual model of service quality and its implication for future research (SERVQUAL)[J]. J Mark, 49: 41-50.

PEPLAU H. 2003. Specialization in professional nursing[J]. Clin Nurse Spec, 17 (1): 3-9.

PARASURAMAN A. 2010. Service productivity, quality and innovation[J]. Int J Qual Serv Sci, 2 (3): 277-286.

ROBBINS S P, JUDGE T A. 2019. Organizational behavior authorized[M]. Harlow:Pearon Education Inc.

ROBINSON G. 2002. Effective doctor patient communication: Building bridges and bridging barriers[J]. Can J Neurl Sci, 29 (2): 30-32.

RUBIN DT, KRUGLIAK CLEVELAND N. 2015. Using a treat-to-target management strategy to improve the doctor-patient relationship in inflammatory bowel disease[J]. Am J Gastroenterol, 110 (9): 1252-1256.

SCHNITKER S A, CURRIER J M, ABERNETHY A D, et al. 2021. Gratitude and patience moderate meaning struggles and suicidal risk in a cross-sectional study of inpatients at a christian psychiatric hospital[J]. J Pers, 89: 1191-1205.

SCHNITKER S A, MEDENWALDT J M, WILLIAMS E G. 2021. Religiosity in adolescence[J]. Curr Opin Psychol, 40: 155-159.

SCHNITKER S A, SHUBERT J, RATCHFORD J L, et al. 2021. Mixed results on the efficacy of the character me smartphone app to improve self-control, patience, and emotional regulation competencies in adolescents[J]. Front Psychol, 12: 586-713.

SCHNITKER S A. 2012. An examination of patience and well-being[J]. J Posit Psychol, 7: 263-280.

SHELDON O. 1924. The social responsibility of management, the philosophy of management[M]. Londo: Sir lsaac Pitman and Sons Ltd.

STEWART A L, NAPOLES-SPRINGER A, PEREZ-STABLE E J. 1999. Interpersonal processes of care in diverse populations[J]. Milbank Q, 77: 305-339.

SPENCE M. 1973. Job market signaling[J]. Q J Econ, 87: 355-374.

SPENCE M. 1974. Market signaling: Informational transfer in hiring and related screening processes[M]. Cambridge: Harvard University Press, 143.

STRAUSS A, CORBIN J. 1998. Basics of qualitative research: Techniques andprocedures for developing grounded theory[M]. Thousand Oaks: Sage Publications.

STRAUSS, ANSELM L. 1975. Professions, Work and Careers[M]. Piscataway: Transaction Publishers.

SUASH L, DENNIS M, MEHVES T, et al. 2010. An evaluation of SERVQUAL and patient loyalty in an emerging country context[J]. Total Qual Manag Bus Excell, 21 (8): 813-827.

TETLOCK P E, LEVIA. 1982. Attribution bias: On the inconclusiveness of the cognition-motivation debate[J]. J Exper Soc Psychol, 18 (1): 1-88.

THOMAS S, HOLLENDER M. 1956. A contribution to the philosophy of medicine: The basic models of the doctor-patient relationship[J]. J Am Med Associ, 97 (5): 585-588.

TALCOTT P. 1951. The social system[M]. Glencoe: The Free Press.

TRISTRAM E H. 1986. The foundations of bioethics[M]. Oxford: Oxford University Press.

VEATCH R M. 1972. Models for ethical medicine in a revolutionary age. What physician-patient roles foster the most ethical realtionship?[R]. Hastings Cent Rep.

WATSON J. 1997. The theory of human caring: Retrospective and prospective[J]. Nurs Sci Q, 10: 49-52.

YIN R. 1994. Case study research: Design and methods (2nd ed.)[M]. Beverly Hills: Sage Publishing.

ZEITHAML V A, BERRY L L, PARASURAMAN A. 1993. The nature and determinants of customer expectation of service[J]. J Acad Mark Sci, 21: 1-12.

比彻姆, 邱卓思. 2014. 生命医学伦理原则: 第 5 版 [M]. 李伦, 等译. 北京: 北京大学出版社.

蔡江南. 2016. 医疗卫生体制改革的国际经验: 世界二十国 (地区) 医疗卫生体制改革概览 [M]. 上海: 上海世纪出版股份有限公司.

蔡礼彬, 刘姣. 2012. 基于 PZB 模型的会展主办方对参展商服务品质研究 [J]. 中国海洋大学学报 (社会科学版), (5): 61-68.

柴长春, 徐高峰, 杨勇, 等. 2005. 医患关系心理学探讨 [J]. 解放军医院管理杂志, 12(6): 571-572.

陈武朝, 徐慧兰, 梁英, 等. 2014. 住院肿瘤患者对医生的信任度及其影响因素的调查研究 [J]. 重庆医学, 43(17): 2234-2237.

陈向明. 1999. 扎根理论的思路和方法 [J]. 教育研究与实验, (4): 58-63.

陈亚平 . 2019. 从心理需求分析新农村医患关系 [J]. 乡村科技 , (3): 23-24.

陈一凡 . 2017. 实用医患关系学 [M]. 北京 : 中国政法大学出版社 .

陈悦 , 邓嵘 . 2018. 基于健康信念理论的白领久坐设计策略 [J]. 包装工程 , 39(2): 209-213.

陈竺 . 2012. 表象背后的体制之困医患双方是利益共同体体制造成关系对立 [J]. 青年与社会 , (6): 90-92.

段桂敏 , 余伟萍 , 庄爱玲 . 2018. 医患关系质量驱动因素、机理及提升策略研究 : 门诊服务接触视角 [M]. 成都 : 西南财经大学出版社 .

范江波 . 2012. 医学道德伦理在医院服务理念的延伸 [J]. 中国护理管理 , 12(6): 95-96.

方磊 , 杨平 , 何成森 . 2013. 风险管理视角下医患关系之心理因素影响及对策研究 [J]. 江淮论坛 , (6): 142-145.

冯磊 . 2017. 关系空间理论视野下的医患关系生产 [M]// 王岳 , 丛亚丽 .2015—2016 中国医患关系蓝皮书 . 北京 : 北京大学医学出版社 .

葛杰 , 赵喆 , 李晓雪 . 2018. 基于 PZB 模式的医疗服务质量缺口研究 [J]. 中国卫生质量管理 , 25(1): 51-53.

弓宪文 , 王勇 , 李庭玉 . 2004. 信息不对称下医患关系博弈分析 [J]. 重庆大学学报 (自然版), 27(4): 126-129.

宫福清 , 张斌 . 2006. 重建医患间的信任 [J]. 中国医学伦理学 , 19(4): 65-67.

国家发展计划委员会 , 财政部 , 卫生部 . 1999. 关于开展区域卫生规划工作的指导意见 [J]. 中国卫生法制 , 43: 32-33.

国务院 . 2000. 关于城镇医药卫生体制改革的指导意见 [J]. 中国卫生质量管理 , (1): 5-7.

国务院 . 2009. 关于深化医药卫生体制改革的意见 [J]. 中华人民共和国国务院公报 , (11): 4-14.

国务院 . 1998. 国务院关于建立城镇职工基本医疗保险制度的决定 [J]. 中华人民共和国国务院公报 , (33): 1250-1254.

国务院 . 1994. 医疗机构管理条例 [J]. 中医药管理杂志 , (3): 11-14.

国务院发展研究中心课题组 . 2005. 对中国医疗卫生体制改革的评价与建议 [J]. 卫生政策 , (9): 4-9.

国务院 . 2016. 国务院关于印发中医药发展战略规划纲要 (2016—2030 年) 的通知 [J]. 中华人民共和国国务院公报 , (8): 21-29.

郝洁靓 , 吴群红 , 郝艳华 , 等 . 2017. 医患关系困境的制度影响因素及策略分析 [J]. 中国医院管理 , 37(433): 56-58.

胡丽芬 . 2020. 多维度构建和谐医患关系 [J]. 基层医学论坛 , 24(2): 279-281.

胡晓江 , 杨莉 . 2016. 从一般人际信任到医患信任的理论辨析 [J]. 中国心理卫生杂志 , 30(9): 641-645.

黄晓晔 . 2013. 关系信任和医患信任关系的重建 [J]. 中国医学伦理学 , 26(3): 300-302.

江淑蓉 . 2007. 护患沟通是融洽护患关系的桥梁 [J]. 重庆医学 , 36(22): 2349-2350.

克里斯廷·格罗鲁斯 . 2019. 服务管理与营销 —— 服务利润逻辑的管理 [M]. 韦福祥 , 译 . 北京 : 电子工业出版社 .

劳动部 . 1994. 关于职工医疗保险制度改革试点的意见 [J]. 中国劳动科学 , (1): 41-42.

雷志春 , 姜激禄 . 2006. 浅谈如何构建和谐医患关系 [J]. 中国医院 , (11): 74-75.

李德玲 , 卢景国 . 2011. 从患者视角看预设性信任 / 不信任及其根源 [J]. 中国医学伦理学 , 24(2): 201-203.

李德玲 , 吴燕琳 . 2012. 信任源理论对构建医患关系信任机制的启示 [J]. 医学与社会 , 25(8): 17-19.

李霁 . 2004. 医学模式的演进与医患关系的变更 [J]. 中国医学伦理学 , 17(2): 7-12.

李靖华 . 2012. 医疗服务接触与创新 : 浙江实证 [M]. 杭州 : 浙江大学出版社 .

李克强签署国务院令公布《医疗纠纷预防和处理条例》[J]. 中国医学伦理学 , 2018. 31(10): 1245.

李黎明 , 杨梦瑶 . 2019. 医院信任的影响因素探究 —— 基于固定效应模型的实证分析 [J]. 南京师范大学学报 (社会科学版), 7(4): 78-90.

李诗和 , 薛涵月 . 2017. 行为主义交换论视角下的医患冲突问题思考 [J]. 医学与哲学 , 38(572): 31-33, 63.

李爽 , 汤嫣嫣 . 2016. 矿工群体期望落差对工作情感的影响研究 [J]. 软科学 , 30(204): 80-84.

李秀芹 , 周光平 , 李亚军 , 等 . 2019. 医患信任缺失语境下的知情同意权落实的有效途径 [J]. 中国医学伦理学 , 32(8): 1019-1022.

李月娥 , 卢珊 . 2017. 安德森模型的理论构建及分析路径演变评析 [J]. 中国卫生事业管理 , 347(5): 324-327, 334.

李正关 , 冷明祥 . 2009. 医患关系研究进度综述 [J]. 中国医院管理 , (3): 40-43.

李志宇 . 2007. 良好的沟通是患者信任的基础 [J]. 包头医学 , 31(2): 121-122.

林仕钦 . 2018. 针对 ICU 异地就医患者家属焦虑心理的原因分析 [J]. 实临床护理学电子杂志 , 3(27): 92, 94.

凌子平 , 黎东生 . 2016. 医患冲突的根源及和谐医患关系的构建 [J]. 中国医学伦理学 ,

29(2): 219-221.

刘俊荣 . 2018. 医患关系调查报告 [M]. 北京 : 华龄出版社 .

刘俊香 , 莎仁高娃 , 李晶 , 等 . 2011. 新医改背景下医患信任的主导 : 道德信任与制度信任 [J]. 医学与哲学 (人文社会医学版), 32(11): 30-32.

刘小龙 , 勾瑞波 . 2017. 从个体信任到制度信任 —— 医患信任的制度审视与重构 [J]. 山西师范大学学报 (社会科学版), 44(2): 9-15.

刘扬 , 王晓燕 . 2015. 论法律在医患信任重构中的作用 [J]. 中国卫生法制 , 23(6): 11-13, 57.

刘月树 . 2012. 我国医患信任问题探析 : 因由与重建 [J]. 南京医科大学学报 (社会科学版), 8(4): 282-285.

吕春芳 . 2018. 基于健康信念模式的健康教育对静脉曲张术后深静脉血栓形成的预防效果观察 [J]. 山西医药杂志 , 47(18): 2232-2234.

马玲娜 , 焦军东 , 牛树娜 , 等 . 2020. 基于医院患者满意度调查的医德医风建设研究 [J]. 医学与法学 , 12(1): 93-95.

迈克尔·赫佩尔 . 2017. 服务的艺术 : 打造让人惊喜不断的五星级服务 : 第三版 [M]. 俞强 , 译 . 北京 : 人民邮电出版社 .

帕尔默 . 2011. 服务营销原理 [M]. 刘安国 , 等译 . 北京 : 世界图书出版公司 .

彭金燕 , 张大亮 , 孙飞超 . 2012. 基于医患互动的患者分类及管理策略研究 [J]. 南京医科大学学报 (社会科学版), (3): 190-193.

齐艳英 , 宋桂芝 . 2011. 患者的心理需求与医患关系 [J]. 中国医药指南 , 9(34): 228-229.

邱仁宗 . 2000. 护理伦理学 : 国际的视角 [J]. 中华护理杂志 , 35(9): 569-573.

邱仁宗 . 1987. 生命伦理学 [M]. 北京 : 中国人民大学出版社 .

任丽明 , 郑普生 . 2014. 从患者需求视角谈和谐医患关系的构建 [J]. 中国医学伦理学 , 27(3): 385-387.

任学丽 . 2018. 社会信任模式变迁视阈下的医患信任困境及出路 [J]. 南京医科大学学报 , (3): 176-181.

尚鹤睿 . 2011. 医患关系的心理学研究 [M]. 北京；中央编译出版社 .

申思思 . 2017. 社会信任机制及医患信任评价研究综述 [J]. 中国医学伦理学 , 30(9): 1098-1102.

宋言东 , 蒋秀莲 . 2011. 医患信任危机与医疗制度 [J]. 中国卫生事业管理 , 274(4): 268-269, 289.

孙红，王晓燕，梁立智，等 . 2008. 医患关系紧张的心理成因及对策研究 [J]. 中国医学伦理学，21(6): 43-45.

孙连荣，王沛 . 2019. 和谐医患关系评估体系的理论构建 [J]. 上海师范大学学报，(5): 88-98.

唐宏，刘薇 . 2009. 和谐医患关系的影响因素及对策研究 [J]. 重庆医学，38(24): 3177-3178.

唐义红，罗刚 . 2017. 医患伦理与医患纠纷法律防控研究 [M]. 北京：中国政法大学出版社 .

托马斯·W. 李 . 2014. 组织与管理研究的定性方法 [M]. 吕力，译 . 北京：北京大学出版社 .

汪文新，赵宇，王光明，等 . 2017. 基于 PZB 和 IPA 整合模型的公立医院服务质量提升策略 [J]. 统计与信息论坛，32(11): 109-117.

王珏 . 2008. 组织伦理：现代性文明的道德哲学悖论及其转向 [M]. 北京：中国社会科学出版社 .

王丽宇 . 2013. 医学伦理学 [M]. 北京：人民卫生出版社 .

王林，沈坤荣，唐晓东 . 2014. 医患关系内涵及模式：基于社会交换理论的研究 [J]. 医学与哲学，(5): 49-51.

王玲玲，邢远翔 . 门急诊的专业理念与服务艺术 [N]. 健康报，2006-11-06(003).

王明旭 . 2008. 医患关系学 [M]. 北京：科学出版社 .

王明旭，赵明杰 . 2019. 医学伦理学 [M]. 北京：人民卫生出版社 .

王晓波 . 2015. 患者道德权利保护与和谐医患关系建构 [M]. 北京：人民出版社 .

王亚峰 . 2009. 医生的困惑与反思 [M]. 北京：人民军医出版社 .

王艳 . 2015. 山东省枣庄市口腔门诊患者认知风格与焦虑情绪对就医满意度的影响 [J]. 医学与社会，28(7): 92-94.

王振辉，王永杰，胡培，等 . 2019. 医患信任脆弱性：理论框架与反脆弱发展体系 [J]. 甘肃行政学院学报，(6): 105-128.

卫生部 . 1999. 关于发展城市社区卫生服务的若干意见 [J]. 中国卫生法制，7(6): 34-36.

卫生部 . 1989. 关于扩大医疗卫生服务有关问题的意见 [J]. 广州市政，(9): 9-11.

卫生部 . 2005. 关于深化城市医疗体制改革试点指导意见 [J]. 医院领导决策参考，(8): 2-10.

卫生部 . 1993. 关于深化卫生改革的几点意见 [J]. 中国农村医学，21(12): 2-3.

卫生部 . 1985. 关于卫生工作改革若干政策问题的报告 [J]. 中国医院管理，(8): 5-7.

卫生部，财政部，国家计委，等 . 2000. 关于城镇医疗机构分类管理的实施意见 [J]. 中国卫生政策 , (9): 12-13.

卫生部，财政部，农业部 . 2003. 关于建立新型农村合作医疗制度的意见 [J]. 中国卫生质量管理 , (50): 15-16.

吴洪南 . 2014. 公立医院当前医患纠纷现状分析与对策思考 [J]. 中医药管理杂志 , (12): 2103-2104.

吴继霞，何雯静 . 2019. 扎根理论的方法论意涵、建构与融合 [J]. 苏州大学学报 , (1): 35-49.

徐渊洪 . 2003. 人际关系运作对建立医患互信作用的思考 [J]. 江苏卫生事业管理 , 14(5): 7-11.

严瑜，吴霞 . 2016. 从信任违背到信任修复：道德情绪的作用机制 [J]. 心理科学进展 , 24(4): 633-642.

杨国利 . 2016. 生命医学伦理学视野中的医疗决策 [J]. 医学与哲学 , 37(553): 1-4, 38.

杨利剑 . 2010. 论和谐医患关系的构建 [J]. 华中农业大学学报 (社会科学版), 90(6): 110-114.

杨芊，梁闰，董恒进，等 . 2017. 转型期的不确定感与医患关系：文化心理学的视角 [J]. 中国社会心理学评论 , (2): 62-83.

杨同卫 . 2015. 患者普遍信任的结构与培育途径 [J]. 经济管理 , 12(12): 163-170.

杨同卫，苏永刚 . 2012. 患者对于医生之信任产生的机理：关系依赖与理性选择 [J]. 医学与哲学 , 33(2): 19-20, 26.

杨小丽 . 2020. 医学伦理学 [M]. 北京 : 科学出版社 .

杨学成，郭国庆，汪晓凡，等 . 2009. 服务补救可控特征对顾客口碑传播意向的影响 [J]. 管理评论 , 21(7): 56-64.

杨阳 . 2007. 信任是医患关系的内在价值 [D]. 大连 : 大连医科大学 .

叶泽菡，贺雯 . 2020. 从偏见视角解读医患关系 [J]. 南京医科大学学报 (社会科学版), (96): 61-65.

尹奋勤 . 2009. 对构建和谐医患关系的制度思考 [J]. 中国医学伦理学 , 22(1): 55-66.

尹梅，马佳乐，赵德利，等 . 2018. 医患信任：基于信任体系的思考 [J]. 中国医学伦理学 , 31(8): 1023-1025.

印石 . 2003. 医患关系具有多种属性 [J]. 卫生经济研究 , 20(1): 20-22.

于坤章，罗静，田亚琴 . 2009. 基于公平和期望不一致理论的服务补救实证研究 [J]. 统计与决策 , 291(15): 71-72.

袁俊平，景汇泉．2012.医学伦理学：案例版 [M].北京：科学出版社．

袁迎春．2016.医患冲突：目标、手段与类型 [J].社会科学战线，(3): 206-213.

曾莉，徐瑞，柳瑗，等．2014.基于 SERVQUAL 模型的医院体检中心检前服务质量提升研究 [J].中国卫生事业管理，308(31): 102-104.

张大亮，贺铭珠，董艳．2010.基于患者信任度的患者分类与管理策略探讨 [J].中华医院管理杂志，(8): 613-617.

张竞超，李顺民，杨曙东，等．2009.从信任角度及信息不对称角度分析医患关系 [J].中国医药指南，7(4): 44-46.

张丽娜，刘秀芬，韩玉，等．2015.医患关系研究综述 [J].中国卫生产业，(27): 26-29.

张利刚，王丽平．2008.医患信任是和谐社会的基石 [J].中国卫生产业，5(7): 54-56.

张莉，荣芳，马莉，等．2020.北京市不同级别医疗机构医患信任现状调查 [J].医学与社会，33(1): 85-88.

张琪，朱俊生，李文中，等．2011.医患关系的经济学研究 [M].北京：中国劳动社会保障出版社．

张溪婷，王晓燕，吕兆丰，等．2015.患方视角下城市大医院医患信任类型及原因分析 [J].中国医院，19(10): 15-16.

张珍，殷婷婷，张静，等．2012.健康信念模式对改善再住院糖尿病患者治疗依从性的效果研究 [J].护理实践与研究，9(12): 5-7.

赵玮，梁慧敏，那晓伟，等．2010.构建和谐医患关系的制度建设探讨 [J].医学与社会，23(3): 54-56.

郑大喜．2006.构建和谐医患关系的制度伦理视角 [J].中国医学伦理学，19(108): 26-30.

中共中央，国务院．1997.中共中央、国务院关于卫生改革与发展的决定 [J].中华人民共和国国务院公报，(4): 118-128.

钟旋，刘秋生，施祥．2008.医院建立与完善医患沟通制度的策略 [J].中国医学伦理学，21(1): 67-68.

周庆楠，杨佳．2016.医患信任度评价体系研究 [J].中国医学伦理学，29(4): 580-582.

周煜川，周忠伟．2014.医患冲突：一种特殊的社会生态现象 [J].江西警察学院学报，179(5): 38-41.

朱正浩，刘丁巳．2009.西方企业服务质量研究述评 [J].改革与战略，185(25): 210-212.

左国庆，廖于．2004.医患关系的信任机制探讨 [J].重庆医学，33(6): 948-949.

附 录

附录 A 第一次患者调查问卷表

患者问卷调查表

您好！我正在进行中国医患关系方面的博士论文研究写作，特进行此次调查活动，感谢您的支持和参与。问卷中调查问题有单项选择也有多项选择，我们承诺尊重您的隐私权，将妥善保管您的资料，再次感谢您的支持和参与。

地点：   时间：

一、您的基本情况

性别：A. 女　　　B. 男

文化水平：A. 初中及以下　　B. 高中　　　C. 专科　　　D. 本科　　E. 研究生

您来自：A. 城市　　B. 农村

年龄段：A. 20 ~ 35 岁　　　B. 36 ~ 50 岁　　C. 51 ~ 65 岁　　　D. > 65 岁

民族：_____

职业或退休前职业：_____

二、调查内容

1. 我倾向于通过关系来看医生

　　A. 非常倾向　　B. 倾向　　C. 一般　　　D. 不倾向　　E. 非常不倾向

2. 为了保证诊疗效果，我的医生在持续学习提高其技术水平

　　A. 非常认同　　B. 认同　　C. 一般认同　　D. 不认同　　E. 非常不认同

3. 我认为我的医护人员的技术能力

　　A. 非常有能力　　B. 有能力　　C. 一般　　　D. 没有能力　　E. 非常没能力

4. 我的医生总是让我参与诊疗方案的制订

    A. 非常认同　　B. 认同　　　C. 一般认同　　D. 不认同　　　E. 非常不认同

5. 我的医生会就诊疗方案的实施征求我的同意

    A. 非常认同　　B. 认同　　　C. 一般认同　　D. 不认同　　　E. 非常不认同

6. 我认为我的医生尊重我

    A. 非常尊重　　B. 尊重　　　C. 一般　　　　D. 不尊重　　　E. 非常不尊重

7. 我的医生听从我的建议

    A. 非常听从　　B. 听从　　　C. 一般　　　　D. 不听从　　　E. 非常不听从

8. 我遵从医嘱

    A. 非常遵从　　B. 遵从　　　C. 一般　　　　D. 不遵从　　　E. 非常不遵从

9. 我认为患者应该遵守医嘱

    A. 非常认同　　B. 认同　　　C. 一般认同　　D. 不认同　　　E. 非常不认同

10. 我觉得医生像家人一样关心我

    A. 非常关心　　B. 关心　　　C. 一般　　　　D. 不关心　　　E. 非常不关心

11. 我认为医生和护士保护我的隐私

    A. 非常保护　　B. 保护　　　C. 一般认同　　D. 不保护　　　E. 非常不保护

12. 我认为医护人员有责任心 / 尽责

    A. 非常尽责　　B. 尽责　　　C. 一般　　　　D. 不尽责　　　E. 非常不尽责

13. 我认为医护人员对我忠诚

    A. 非常忠诚　　B. 忠诚　　　C. 一般　　　　D. 不忠诚　　　E. 非常不忠诚

14. 我认为医生的沟通能力强

    A. 非常强　　　B. 强　　　　C. 一般　　　　D. 不强　　　　E. 非常不强

15. 我认为医生的医德

    A. 非常高　　　B. 高　　　　C. 一般　　　　D. 不高　　　　E. 非常不高

16. 我认为医护人员是可信的

    A. 非常信任　　B. 信任　　　C. 一般　　　　D. 不信任　　　E. 非常不信任

17. 我认为医护人员对工作和与我的沟通

    A. 非常主动　　B. 主动　　　C. 一般　　　　D. 不主动　　　E. 非常不主动

18. 我认为医护人员容易沟通

    A. 非常容易　　B. 容易　　　C. 一般　　　　D. 不容易　　　E. 非常不容易

19. 我与医生的沟通渠道

    A. 非常畅通　　B. 畅通　　　C. 一般　　　　D. 不畅通　　　E. 非常不畅通

20. 我认为药品收费

    A. 非常合理　　B. 合理　　　C. 一般　　　　D. 不合理　　　E. 非常不合理

21. 我认为诊疗服务费收费

    A. 非常合理　　B. 合理　　　C. 一般　　　　D. 不合理　　　E. 非常不合理

22. 我对就诊环境

    A. 非常满意　　B. 满意　　　C. 一般　　　　D. 不满意　　　E. 非常不满意

23. 我对看病、取药、付费的等待时间

    A. 非常满意　　B. 满意　　　C. 一般　　　　D. 不满意　　　E. 非常不满意

24. 我能从医护人员那里得到我想得到的关于疾病的信息

    A. 非常好　　　B. 好　　　　C. 一般　　　　D. 不好　　　　E. 非常不好

25. 我认为药品种类充足

    A. 非常充足　　B. 充足　　　C. 一般　　　　D. 不充足　　　E. 非常不充足

26. 我认为医疗报销手续

    A. 非常方便　　B. 方便　　　C. 一般　　　　D. 不方便　　　E. 非常不方便

27. 我对医疗报销制度

    A. 非常满意　　B. 满意　　　C. 一般　　　　D. 不满意　　　E. 非常不满意

28. 我认为医疗报销比例

    A. 非常合理　　B. 合理　　　C. 一般　　　　D. 不合理　　　E. 非常不合理

29. 我认为我的医生存在过度医疗的情况

    A. 不存在　　　B. 存在少　　C. 一般　　　　D. 存在多　　　E. 非常多

30. 我不担心医护人员会泄露我的隐私

    A. 非常不担心　B. 不担心　　C. 一般　　　　D. 担心　　　　E. 非常担心

31. 我认为患者收入水平对医疗费用支出的影响

    A. 非常小　　　B. 小　　　　C. 一般　　　　D. 大　　　　　E. 非常大

32. 我的医生把我的利益放在首位

    A. 非常满意　　B. 满意　　　C. 一般　　　　D. 不满意　　　E. 非常不满意

33. 我对就医期望和实际诊治效果差距

    A. 非常满意　　B. 满意　　　C. 一般　　　　D. 不满意　　　E. 非常不满意

34. 我认为医护人员对患者的态度

    A. 非常公平　　B. 公平　　　C. 一般　　　　D. 不公平　　　E. 非常不公平

35. 我对医护人员的服务态度

    A. 非常满意　　B. 满意　　　C. 一般　　　　D. 不满意　　　E. 非常不满意

36. 我认为医生有同理心
　　A. 非常同意　　B. 同意　　C. 一般　　D. 不同意　　E. 非常不同意

37. 我愿意主动与医护人员沟通
　　A. 非常愿意　　B. 愿意　　C. 一般　　D. 不愿意　　E. 非常不愿意

38. 我觉得医护人员平易近人
　　A. 非常同意　　B. 同意　　C. 一般　　D. 不同意　　E. 非常不同意

39. 我的医生有充足的时间与我沟通
　　A. 非常同意　　B. 同意　　C. 一般　　D. 不同意　　E. 非常不同意

40. 我认为医护人员对患者的情感支持会影响医患信任的建立
　　A. 非常影响　　B. 影响　　C. 一般　　D. 不影响　　E. 非常不影响

41. 我认为医生的医疗知识分享会影响医患信任的建立
　　A. 非常影响　　B. 影响　　C. 一般　　D. 不影响　　E. 非常不影响

42. 我认为医患冲突的经历会严重影响以后的就医
　　A. 非常同意　　B. 同意　　C. 一般　　D. 不同意　　E. 非常不同意

43. 我选择医疗机构的标准主要是（可多选）
　　A. 关系信任　　B. 医德信任　C. 医技信任　　D. 声誉信任　　E. 机构信任

附录 B 第二次患者调查问卷表

患者问卷调查——线下问卷
（从患者需求的角度调查）

您好！我正在进行中国医患关系方面的博士论文研究写作，特进行此次调查活动，感谢您的支持和参与。问卷中调查问题有单项选择也有填空题，我们承诺尊重您的隐私权，将妥善保管您的资料，再次感谢您的支持和参与。

地点：   时间：

一、您的基本情况

性别：A. 女　　　　　　　　B. 男

文化水平：A. 初中及以下　　　B. 高中　　　C. 专科　　　D. 本科　　　E. 研究生

您来自：A. 城市　　　　　B. 农村

年龄段：A. 20 ~ 35 岁　　　B. 36 ~ 50 岁　　C. 51 ~ 65 岁　　　D. > 65 岁

民族：_____

职业或退休前职业：_____

二、调查内容

你认为当前可能引起患者不满意的因素主要有哪些？

1. 挂号预约时间长

　　A. 非常同意　　　B. 同意　　　　C. 一般　　　　　D. 不同意　　　　E. 非常不同意

2. 候诊时间长

　　A. 非常同意　　　B. 同意　　　　C. 一般　　　　　D. 不同意　　　　E. 非常不同意

3. 缴费时间长

    A. 非常同意　　B. 同意　　C. 一般　　D. 不同意　　E. 非常不同意

4. 取药时间长

    A. 非常同意　　B. 同意　　C. 一般　　D. 不同意　　E. 非常不同意

5. 检查（拍 X 线片、采血、CT 等）时间长

    A. 非常同意　　B. 同意　　C. 一般　　D. 不同意　　E. 非常不同意

6. 等待检查结果的时间长

    A. 非常同意　　B. 同意　　C. 一般　　D. 不同意　　E. 非常不同意

7. 医院收费不够透明、告知不清晰

    A. 非常同意　　B. 同意　　C. 一般　　D. 不同意　　E. 非常不同意

8. 患者收入水平对医疗费用支出的影响太大

    A. 非常同意　　B. 同意　　C. 一般　　D. 不同意　　E. 非常不同意

9. 患者担心医生会过度医疗

    A. 非常同意　　B. 同意　　C. 一般　　D. 不同意　　E. 非常不同意

10. 医生对检查项目的必要性说明得不够清晰

    A. 非常同意　　B. 同意　　C. 一般　　D. 不同意　　E. 非常不同意

11. 缴费窗口工作人员的态度比较生硬

    A. 非常同意　　B. 同意　　C. 一般　　D. 不同意　　E. 非常不同意

12. 前台导诊医护人员的态度不够热情友好

    A. 非常同意　　B. 同意　　C. 一般　　D. 不同意　　E. 非常不同意

13. 医生给患者看诊时间短

    A. 非常同意　　B. 同意　　C. 一般　　D. 不同意　　E. 非常不同意

14. 医生未能耐心听患者陈述发病过程及相关病症

    A. 非常同意　　B. 同意　　C. 一般　　D. 不同意　　E. 非常不同意

15. 医生对患者的隐私保护不够

    A. 非常同意　　B. 同意　　C. 一般　　D. 不同意　　E. 非常不同意

16. 医护人员未能够感知患者的疾病痛苦和心理压力

    A. 非常同意　　B. 同意　　C. 一般　　D. 不同意　　E. 非常不同意

17. 医护人员对患者缺乏安慰和关怀

    A. 非常同意　　B. 同意　　C. 一般　　D. 不同意　　E. 非常不同意

18. 医生未能详细询问患者的病史、未能告诉患者其疾病的原因及治疗后可能出现的状况

A. 非常同意　　B. 同意　　C. 一般　　D. 不同意　　E. 非常不同意

19. 医生未能耐心详细地告诉患者药物的用法、注意事项及可能出现的副作用

A. 非常同意　　B. 同意　　C. 一般　　D. 不同意　　E. 非常不同意

20. 医生未能让患者共同参与诊疗方案的制订

A. 非常同意　　B. 同意　　C. 一般　　D. 不同意　　E. 非常不同意

21. 医生未选择对患者最优的治疗方案（最小的伤害、最小的副作用、对其他器官损伤最小的药物等）

A. 非常同意　　B. 同意　　C. 一般　　D. 不同意　　E. 非常不同意

22. 有并发症情况时，医生未组织各科会诊，让患者跑多个科室看诊

A. 非常同意　　B. 同意　　C. 一般　　D. 不同意　　E. 非常不同意

23. 医生对检查报告的解读不够细致

A. 非常同意　　B. 同意　　C. 一般　　D. 不同意　　E. 非常不同意

24. 患者的就医期望和实际的诊治效果差距大

A. 非常同意　　B. 同意　　C. 一般　　D. 不同意　　E. 非常不同意

25. 医生与患者在就诊、治疗过程中沟通交流时间短是因为中国的医护人员少

A. 非常同意　　B. 同意　　C. 一般　　D. 不同意　　E. 非常不同意

26. 个别医生的治疗方案和技术对患者的疾病治疗收效甚微或无效

A. 非常同意　　B. 同意　　C. 一般　　D. 不同意　　E. 非常不同意

附录 C　第三次调查问卷——目标企业博厚医疗的院长、医生、高管

目标企业访谈内容——社区门诊院长

您好！我正在进行中国医患关系方面的博士论文研究写作，特进行此次访谈活动，感谢您的支持和参与。访谈采用半结构化访谈，我们承诺尊重您的隐私权，将妥善保管您的资料，再次感谢您的支持和参与。

访谈者：笔者、记录员　　　　　　　访谈时间：约 30 min/ 人
访谈对象：目标企业的门诊院长（负责人）
地点：　　　　　　　　　　　　　　时间：

一、访谈导入

1. 访谈者自我介绍、访谈目的、研究问题阐述、访谈内容保密性、学术研究成果分享、反馈和确认机制

2. 请被访谈人员介绍其门诊、职位和负责事项

我们前期进行两轮患者调查问卷和访谈，发现患者在时间、费用透明性、医护工作人员人文关怀及沟通互动（心理体验）和身体感受（治疗效果）四大方面的需求易产生不满，容易引起医患冲突。因此，如果医患双方在医患关系发生的过程中特别关注这几方面，并且处理妥当，则有利于医患信任的建立，将对和谐医患关系的建立产生影响。

在前两次的患者调查问卷和访谈中重点关注方面的基础上，我们基于医疗伦理、患者需求等方面设计本轮（第三轮）的访谈内容，此次访谈对象设定为博厚医疗各社区门诊的医生、院长及博厚医疗主要的高层管理人员，以对目标企业的医患关系、

医患信任进行深入研究。

二、您的基本情况

性别：A. 女　　　　B. 男

从业时间：_____

文化水平：A. 专科　　　　B. 本科　　　　C. 研究生

年龄段：A. 20 ~ 35 岁　　B. 36 ~ 50 岁　C. 51 ~ 65 岁　　D. > 65 岁

三、访谈内容

1. 请问您是否认可患者在等候时间、费用透明、医护工作人员关怀和身体治疗效果四大方面的需求易产生不满，容易引起医患冲突？

2. 您认为医疗伦理学提到的知情同意、人文关怀、医德、隐私保护、尊重和公平公正原则是否重要？您和您所在的门诊在这些方面是如何做的？

3. 您认为患者体验，如时间、流程、人性化服务、数字化服务等，是否对医患信任的建立产生影响？您负责的社区门诊为 / 在持续提高和改善患者体验方面做了哪些工作？

4. 您负责的社区诊所在医患的沟通互动方面做了哪些工作？

5. 您认为医生的医技水平对医患信任的建立有影响吗？您所在的诊所在提高医技方面制定了哪些规定、实施了哪些措施？

6. 您负责的社区诊所经历过医患冲突吗？是如何处理的？

7. 您所在的诊所在医患关系方面的服务理念是什么？在实施中是如何传播并践行的？对医患信任的建立帮助如何？对医患关系的影响如何？

8. 您所在诊所的医患冲突预防机制有哪些？这些制度对医患关系起了什么样的作用？

9. 除了以上内容外，还有哪些您认为重要并希望进行补充的？

目标企业访谈内容——门诊医生

您好！我正在进行中国医患关系方面的博士论文研究写作，特进行此次访谈活动，感谢您的支持和参与。访谈采用半结构化访谈，我们承诺尊重您的隐私权，将妥善保管您的资料，再次感谢您的支持和参与。

访谈者：笔者、记录员　　　　　　　访谈时间：约 30 min/ 人
访谈对象：目标企业的门诊医生
地点：　　　　　　　　　　　　　　时间：

一、访谈导入

访谈者自我介绍、访谈目的、研究问题阐述、访谈内容保密性、学术研究成果分享、反馈和确认机制。

我们前期进行两轮患者调查问卷和访谈，发现患者在时间、费用透明性、医护工作人员人文关怀及沟通互动（心理体验）和身体感受（治疗效果）四大方面的需求易产生不满，容易引起医患冲突。因此，如果医患双方在医患关系发生的过程中特别关注这几方面，并且处理妥当，则有利于医患信任的建立，将对和谐医患关系的建立产生影响。

在前两次的患者调查问卷和访谈中重点关注方面的基础上，我们基于医疗伦理、患者需求等方面设计本轮（第三轮）的访谈内容，此次访谈对象设定为目标企业门诊的医生、院长及主要的高层管理人员，以对目标企业的医患关系、医患信任进行深入研究。

二、您的基本情况

性别：A. 女　　　　B. 男

类型：A. 中医　　　B. 西医

分类：A. 全科　　　B. 专科

专业：A. 外科　　　B. 内科

从业时间：＿＿＿＿＿＿＿＿＿＿＿＿＿＿

职称：＿＿＿＿＿＿＿＿＿＿＿＿＿

文化水平：A. 专科　　　　B. 本科　　　　C. 研究生

年龄段：A. 20 ~ 35 岁　　B. 36 ~ 50 岁　C. 51 ~ 65 岁　　D. ＞ 65 岁

三、访谈内容

1. 请问您是否认可患者在等候时间、费用透明、医护工作人员关怀和身体治疗效果四大方面的需求易产生不满，容易引起医患冲突？

2. 您认为医疗伦理学提到的知情同意、人文关怀、医德、隐私保护、尊重和公平公正原则是否重要？您在这些方面是如何做的？

3. 您认为患者体验，如时间、流程、人性化服务、数字化服务等，是否对医患信任的建立产生影响？您是如何持续提高和改善患者体验的？

4. 您在医患沟通互动方面采取了哪些措施以缓解或避免医患冲突的发生、促进信任的建立？

5. 您认为医生的医技水平对医患信任的建立有影响吗？您在提高自己的医技方面做了哪些工作或努力？

6.您经历过医患冲突吗？您是如何处理的？

7.除了以上内容外，还有哪些您认为重要并希望进行补充的？

目标企业访谈内容——高层管理人员

您好！我正在进行中国医患关系方面的博士论文研究写作，特进行此次访谈活动，感谢您的支持和参与。访谈采用半结构化访谈，我们承诺尊重您的隐私权，将妥善保管您的资料，再次感谢您的支持和参与。

访谈者：笔者、记录员　　　　　　　　访谈时间：约 30 min/ 人

访谈对象：目标企业的高层管理人员

地点：　　　　　　　　　　　　　　　时间：

一、访谈导入

1.访谈者自我介绍、访谈目的、研究问题阐述、访谈内容保密性、学术研究成果分享、反馈和确认机制

2.请被访谈人员介绍其部门、职位和负责事项

我们前期进行两轮的患者调查问卷和访谈，发现患者在时间、费用透明性、医护工作人员人文关怀及沟通互动（心理体验）和身体感受（治疗效果）四大方面的需求易产生不满，容易引起医患冲突。因此，如果医患双方在医患关系发生的过程中特别关注这几方面，并且处理妥当，则有利于医患信任的建立，将对和谐医患关系的建立产生影响。

在前两次的患者调查问卷和访谈中重点关注方面的基础上，我们基于医疗伦理、患者需求等方面设计本轮（第三轮）的访谈内容，此次访谈对象设定为目标企业门诊的医生、院长及主要的高层管理人员，以对目标企业的医患关系、医患信任进行深入研究。

二、您的基本情况

性别：

学历：

专业：

从业年限：

职位：

年龄段：A. 20～35岁　　B. 36～50岁　C. 51～65岁　　D.＞65岁

三、访谈内容

1. 请问您是否认可患者在等候时间、费用透明、医护工作人员关怀和身体治疗效果四大方面的需求易产生不满，容易引起医患冲突？

2. 您认为医疗伦理学提到的知情同意、人文关怀、医德、隐私保护、尊重和公平公正原则是否重要？您所在的部门在这些方面是如何做的？

3. 您认为患者体验，如时间、流程、人性化服务、数字化服务等，是否对医患信任的建立产生影响？您所在的部门为/在持续提高和改善患者体验方面做了哪些工作？

4. 您所在的部门在医患的沟通互动方面做了哪些工作以缓解或避免医患冲突的发生、促进信任的建立？

5. 您认为医生的医技水平对医患信任的建立有影响吗？您所在的部门在提高医技方面制定了哪些规定、实施了哪些措施？

6. 贵企业医患关系方面的服务理念是什么？在实施中是如何传播并践行的？对医患信任的建立帮助如何？对医患关系的影响如何？

7. 您所在部门的医患冲突预防机制有哪些？这些制度对医患关系起了什么样的作用？

8. 除了以上内容外，还有哪些您认为重要并希望进行补充的？

附录 D　第四次调查问卷——目标企业瑞尔集团和胡庆余堂的院长、高管、医生和患者

目标企业访谈内容——社区门诊院长

您好！我正在进行中国医患关系方面的博士论文研究写作，特进行此次访谈活动，感谢您的支持和参与。访谈采用半结构化访谈，我们承诺尊重您的隐私权，将妥善保管您的资料，再次感谢您的支持和参与。

访谈者：笔者、记录员　　　　　　　　访谈时间：约 30 min/ 人
访谈对象：目标企业的各社区门诊院长（负责人）
地点：　　　　　　　　　　　　　　　时间：

一、访谈导入

1. 访谈者自我介绍、访谈目的、研究问题阐述、访谈内容保密性、学术研究成果分享、反馈和确认机制

2. 请被访谈人员介绍其门诊、职位和负责事项

我们前期进行两轮的患者调查问卷和访谈，发现患者在时间、费用透明性、医护工作人员人文关怀及沟通互动（心理体验）和身体感受（治疗效果）四大方面的需求易产生不满，容易引起医患冲突。因此，如果医患双方在医患关系发生的过程中特别关注这几方面，并且处理妥当，会有利于医患冲突的化解，将对和谐医患关系的建立产生影响。

在前两次的患者调查问卷和访谈中重点关注方面的基础上，我们基于医疗伦理、患者需求期待等方面设计本轮（第四轮）的访谈内容，此次访谈对象设定为目标企

业的各社区门诊的医生、院长及主要的高层管理人员，以对目标企业的医患关系、医患冲突的关键影响因素进行深入研究。

二、您的基本情况

性别：A. 女　　　　　　　　B. 男

从业时间：_____

文化水平：A. 专科　　　　B. 本科　　　　C. 研究生

年龄段：A. 20 ~ 35 岁　　B. 36 ~ 50 岁　C. 51 ~ 65 岁　　D. > 65 岁

三、访谈内容

1. 您认为患者就医前对哪些方面存有期待，且比较容易引起期望差距？

2. 您认为医疗过程服务中医护人员的哪些方面或行为会引起患者期望差距的产生？

3. 您认为引起矛盾乃至冲突爆发的因素是什么？

4. 您经历过医患冲突吗？您负责的医疗机构是如何化解医患冲突的？

5. 除了以上的内容外，还有哪些您认为重要并希望进行补充的？

目标企业访谈内容——门诊医生

您好！我正在进行中国医患关系方面的博士论文研究写作，特进行此次访谈活动，感谢您的支持和参与。访谈采用半结构化访谈，我们承诺尊重您的隐私权，将妥善保管您的资料，再次感谢您的支持和参与。

访谈者：笔者、记录员　　　　　　　访谈时间：约 30 min/ 人

访谈对象：目标企业的门诊医生

地点：　　　　　　　　　　　　　　时间：

一、访谈导入

访谈者自我介绍、访谈目的、研究问题阐述、访谈内容保密性、学术研究成果分享、反馈和确认机制。

我们前期进行两轮的患者调查问卷和访谈，发现患者在时间、费用透明性、医护工作人员人文关怀及沟通互动（心理体验）和身体感受（治疗效果）四大方面的需求易产生不满，容易引起医患冲突。因此，如果医患双方在医患关系发生的过程中特别关注这几方面，并且处理妥当，会有利于医患冲突的化解，将对和谐医患关系的建立产生影响。

在前两次的患者调查问卷和访谈中重点关注方面的基础上，我们基于医疗伦理、患者需求期待等方面设计本轮（第四轮）的访谈内容，此次访谈对象设定为目标企业门诊的医生、院长及主要的高层管理人员，以对目标企业的医患关系、医患冲突的关键影响因素进行深入研究。

二、您的基本情况

性别：A. 女　　　　　　B. 男

类型：A. 中医　　　　　B. 西医

分类：A. 全科　　　　　B. 专科

专业：A. 外科　　　　　B. 内科

从业时间：＿＿＿＿＿＿＿＿＿＿＿＿＿＿＿

职称：＿＿＿＿＿＿＿＿＿＿＿＿＿

文化水平：A. 专科　　　B. 本科　　　C. 研究生

年龄段：A. 20～35岁　　B. 36～50岁　C. 51～65岁　　D.＞65岁

三、访谈内容

1.您认为患者就医前在哪些方面存有期待，且这些方面比较容易引起期望差距？

2.您认为医疗服务过程中医护人员的哪些方面或行为容易引起患者的不满？

3.您认为引起医患矛盾乃至冲突爆发的因素是什么？

4.您经历过医患冲突吗？您是从哪些方面化解冲突发生的？

5.除了以上内容外，还有哪些您认为重要并希望进行补充的？

目标企业访谈内容——高层管理人员

您好！我正在进行中国医患关系方面的博士论文研究写作，特进行此次访谈活动，感谢您的支持和参与。访谈采用半结构化访谈，我们承诺尊重您的隐私权，将妥善保管您的资料，再次感谢您的支持和参与。

访谈者：笔者、记录员　　　　　　访谈时间：约30 min/人

访谈对象：目标企业的高层管理人员

地点：　　　　　　　　　　　　时间：

一、访谈导入

1.访谈者自我介绍、访谈目的、研究问题阐述、访谈内容保密性、学术研究成

果分享、反馈和确认机制

2.请被访谈人员介绍其部门、职位和负责事项

我们前期进行两轮的患者调查问卷和访谈，发现患者在时间、费用透明性、医护工作人员人文关怀及沟通互动（心理体验）和身体感受（治疗效果）四大方面的需求易产生不满，容易引起医患冲突。因此，如果医患双方在医患关系发生的过程中特别关注这几方面，并且处理妥当，会有利于医患冲突的化解，将对和谐医患关系的建立产生影响。

在前两次的患者调查问卷和访谈中重点关注方面的基础上，我们基于医疗伦理、患者需求等方面设计本轮（第四轮）的访谈内容，此次访谈对象设定为目标企业门诊的医生、院长及主要的高层管理人员，以对目标企业医患关系的关键影响因素进行深入研究。

二、您的基本情况

性别：

学历：

专业：

职位：

从业年限：

年龄段：A. 20～35岁　　B. 36～50岁　C. 51～65岁　　D.＞65岁

三、访谈内容

1.您认为患者就医前对哪些方面存有期待，且比较容易引起期望差距？

2.您认为医疗服务过程中医护人员的哪些方面或行为会引起患者期望差距的产生？

3.您认为引起矛盾乃至冲突爆发的因素是什么？

4.您所在医疗机构是从哪些方面化解医患冲突的呢？

5.除了以上内容外，还有哪些您认为重要并希望进行补充的？

患者问卷调查——线下问卷
（从患者需求和期待的角度调查）

您好！我正在进行中国医患关系方面的博士论文研究写作，特进行此次访谈活动，感谢您的支持和参与。访谈采用半结构化访谈，我们承诺尊重您的隐私权，将妥善保管您的资料，再次感谢您的支持和参与。

地点：　　　　　　　　　　时间：

一、您的基本情况

性别：A. 女　　　B. 男

文化水平：A. 初中及以下　　　B. 高中　　C. 专科　　D. 本科　　　E. 研究生

您来自：A. 城市　　B. 农村

年龄段：A. 20 ～ 35 岁　　B. 36 ～ 50 岁　　C. 51 ～ 65 岁　　D. ＞ 65 岁

民族：＿＿＿＿＿＿＿＿＿＿＿＿＿＿＿＿＿

职业或退休前职业：＿＿＿＿＿＿＿＿＿＿＿＿＿＿＿＿＿

二、访谈内容

1. 您对就医过程中哪些事情怀有期望？或比较关注？

2. 您认为就医过程中哪些事情容易让您不满？

3. 您经历过医患冲突吗？最后是如何化解的？

4. 除了以上的内容外，还有哪些您认为重要并希望进行补充的？